Christoph Goldmann

Bild-Zeichen bei Marc Chagall

BAND 1:
Alphabetische Enzyklopädie der Bildzeichen

VANDENHOECK & RUPRECHT
IN GÖTTINGEN

Dr. theol. *Christoph Goldmann* ist seit Mitte der sechziger Jahre Lehrbeauftragter an der Theologischen Fakultät der Universität Göttingen. Er ist Initiator des JONA-Instituts zur Erprobung von Brücken im Nebeneinander von christlicher und jüdischer Tradition. Bei Vandenhoeck & Ruprecht sind von ihm erschienen: *Kinder entdecken Gott mit Marc Chagall.* Bilder und Gespräche; *Wenn dein Kind dich fragt ...* Entdeckungen an der Bibel mit Marc Chagall. Dias zu Marc Chagalls Biographie und zu den Bibelbildern des Buches »Kinder entdecken Gott mit Marc Chagall«, *Ursprungssituationen biblischen Glaubens.* Eine Einführung in das Alte Testament für die religionspädagogische Praxis (vergr.).

Die Deutsche Bibliothek – CIP-Einheitsaufnahme

Goldmann, Christoph:
Bild-Zeichen bei Marc Chagall/Christoph Goldmann.–
Göttingen: Vandenhoeck und Ruprecht
Bd. 1. Alphabetische Enzyklopädie der Bildzeichen. – 1995
ISBN 3-525-63359-9

Das Umschlagbild zeigt einen Ausschnitt
»Der Engelsturz« 1947, Basel,
Kunstdruck des Museums

Satz: Steidl, Schwab, Göttingen.
Druck: Hubert & Co., Göttingen.

Martin Buber
Gerhard von Rad
meinen ersten Lehrern
im Lesen
und im Hören
auf das Wort der
hebräischen SCHRIFT

Hildemarie Knippel
Justus Müller-Hofstede
die mir halfen,
die inneren und die äußeren Bilder
wahrzunehmen

Meinen Eltern

Meinen Freunden

INHALT

Band I

ENZYKLOPÄDIE DER BILDZEICHEN

Band II

ENZYKLOPÄDIE DER BILDER

Zugänge zu den Bildern der Message Biblique

VORWORT

Dieses Buch ist hervorgegangen aus einer mehr als zwanzigjährigen Arbeit mit ganz unterschiedlichen Personengruppen in Seminaren oder Lehrgängen und bei Studienfahrten, jeweils vor Bildern Marc Chagalls.

Es sind zunächst immer die Farben, die in Menschen Staunen, Freude, ja Erschütterung hervorrufen. Und viele Menschen sprechen von einer belebenden Wirkung, die sie vor den großen Farbflächen verspüren.

Bilder, die das bewirken, können als Wunderessenzen in unserer Welt gelten, und man sollte von ihnen vielleicht nicht noch anderes verlangen.

Und dennoch: Unablässig kommen die Fragen: »Warum malt Chagall den Geiger mit einem grünen Gesicht? Was bedeutet der Hahn neben der Frau? Warum malt er das ganze Bild in Blau? Warum wendet sich die Frau in der Umarmung von ihrem Freund ab? Was mag die Mondsichel mit dem springenden Fisch bedeuten? Warum malt Chagall den Gekreuzigten ohne Dornenkrone …?«

Chagall, gebeten, zu den Bildern seines Museums in Nizza etwas Erklärendes zu sagen, soll geantwortet haben: »Laßt sie doch zu euren Bildern werden. Ich möchte mit meinen Bildern einen Dialog eröffnen, den Dialog zwischen Betrachter und Bild, und ebenso den Dialog zwischen Betrachtern vor dem Bild.«

Chagalls Bilder können für Menschen Chance sein: Chance, sich den vor den Bildern entstehenden Fragen in Ruhe auszusetzen, sich einzulassen auf das Bild und auf die aus dem Raum des eigenen Lebens sich dazu meldenden Erinnerungen, die vielleicht darauf warten, wahrgenommen zu werden. Kein fremder Mensch und kein Buch mit seinen Informationen sollte den Besucher der Bilder dabei stören.

Aber nun gibt es, zumal in den *biblischen* Bildern Chagalls, viele Zeichen, die sich nicht anamnetisch aus der eigenen Lebenserfahrung oder dem Bildervorrat des Unbewußten erschließen. Und häufig auch nicht aus dem Vorrat an Gelerntem, weil die Bibel für sehr viele Zeitgenossen ein oft vollständig ungelesenes Buch ist und sich dementsprechend keine Assoziationen zu biblischen Bildzeichen bei Chagall einstellen, oder aber abenteuerliche, wenn nicht gar abstruse Phantasien wach werden. Und selbst für Menschen, die noch Bibelkenntnisse haben, bleiben bestimmte Bildzeichen stumm, fremd, bedeutungslos, weil Chagall aus dem Raum jüdischer Bibelrezeption kommt. Dort aber wird die Bibel – und das heißt hier die mit hebräischen Buchstaben geschriebene Bibel, das im christlichen Raum sog. Alte Testament – immer in Verbindung mit der mündlichen Tradition, dem Talmud und den Kommentaren gelernt , und es treten wie selbstverständlich die Texte des Gebetbuches noch hinzu.

Aus den genannten Gründen versucht diese Enzyklopädie, nur solche Bildzeichen auszuwählen, die für den Betrachter fremd bleiben könnten wie Hieroglyphen.

Denn eine Eröffnung des *biblischen Hintergrundes,* gerade auch mit dem Blick auf jüdische Praxis und Lebensnähe, kann Menschen die Bibel als Buch für ihre eigene Lebensorientierung, oft in ganz unerwartet neuer Weise zurückgeben. Genau das war der Wunsch Chagalls, den er in Reden und Gedichten zu den Bildern der Message Biblique ausgesprochen hat.

Diese vorliegende Enzyklopädie will deshalb nur *zum Sehen anleiten,* will auf *Zusammenhänge* bestimmter Farben und Zeichen im Gesamtwerk der Message Biblique aufmerksam machen und *Hinweise* auf die Hintergründe aus Biographie und literarischem Werk Chagalls, aus Bibel und Tradition geben. Sie bemüht sich, keine festlegende Interpretation zu geben, sondern die Darstellungen offen für die eigene Interpretation, vielleicht Lebensentprechung des Lesers zu halten.

An dieser Stelle möchte ich meinen Dank aussprechen, zunächst dem Verleger, Herrn Dr. Arndt Ruprecht. Er hat mich durch die Jahre hin beharrlich vor die Aufgabe gestellt, den Text zu schreiben und eine angemessene Form dafür zu finden. Mein Dank gilt besonders meiner Frau und meiner Familie sowie Freunden, die mit viel Geduld und auf ganz unterschiedliche Weise diese Arbeit gefördert und überhaupt ermöglicht haben.

Aber ich habe auch nie vergessen, wie vieles ich Fragen und Gesprächen mit Menschen zu verdanken habe, mit denen ich so oft vor den Originalen stehen konnte.

Vielleicht kann dieses Büchlein dazu helfen, das spontane Staunen vor Bildern Marc Chagalls durch Kenntnisse zu vertiefen. Beides zusammen mag der Freude darüber, daß wir in unserer Zeit einen Menschen mit der Vision einer »Message Biblique« unter uns hatten, noch ganz neue Ausmaße geben.

HINWEISE ZU AUFBAU UND ANLAGE DES BUCHES

Diese kleine Enzyklopädie will im Sinne des Wortes Enzyklopädie ein ›umkreisend entdeckendes Wahrnehmen‹ der Inhalte auf Bildern Chagalls ermöglichen. Sie hat zwei Bände.

Im *ersten Band,* der ENZYKLOPÄDIE DER BILDZEICHEN, werden neben den numerierten Abbildungen[1] der Chagallschen Bildzeichen die Stichwörter alphabetisch aufgeführt, gleich, ob sie farbliche, graphische, kompositorische oder inhaltliche Aspekte bedeuten.

Durch die Kennzeichnung ›→ II BILD 1 usw.‹ bzw. ›Vgl. II BILD 1 usw.‹ wird auf Stellen im zweiten Band verwiesen, an denen diese Abbildungen oder Stichwörter bei den Vorstellungen der 17 Bilder (MBMC 1–17[2]) *ausgeführt* bzw. *zum Vergleich herangezogen* werden.

Manche der Abbildungen haben eine *Randbegrenzung* durch senkrechte oder waagrechte Linien. Diese Linien geben jeweils den Bildrand des Originals an. Abbildungen ohne solche Begrenzungslinie zeigen Elemente aus dem inneren Feld eines Originals.[3]

Im *zweiten Band,* der ENZYKLOPÄDIE ZU DEN BILDERN DER MESSAGE BIBLIQUE MARC CHAGALL, wird ein ruhiges Umkreisen der Inhalte eines jeden der 17 Bilder der Message Biblique angeboten. Jeweils im Abschnitt ›*Bildaufnahme*‹ soll ein Gang durch die Inhalte des betreffenden Bildes zur

[1] Die ›Abbildungen‹ sind Ausschnittsabbildungen aus den jeweiligen Werken Chagalls bzw. verdeutlichende Skizzen des Verfassers.

[2] MBMC: Message Biblique Marc Chagall, offizielle Kennzeichnung der Bilder des Museums in Nizza. Im vorliegenden Buch werden Hinweise auf eines der 17 Bilder des Zyklus der übersichtlicheren Lesbarkeit wegen mit ›BILD 1‹ usw. notiert.

[3] Der Bildband: »Marc Chagall – die großen Gemälde der Biblilschen Botschaft« mit seinen großformatigen Farbabbildungen der 17 Bilder aus Nizza wird als Begleitband zu dieser Enzyklopädie empfohlen. Hrsg.: Sylvie Forestier, Belser-Verlag, Stuttgart 1992f. (ohne Seitenzählung!)

reinen *Aufnahme* der Bildzeichen durch den Betrachter führen. Im Abschnitt ›*Zusammenhänge* und *Hinweise*‹ werden dann anschließend unter Rückgriff auf die im I. Band herausgestellten Bildzeichen (*) *Zusammenhänge* im Gesamtwerk aufgezeigt und *Hinweise* auf Biographie Chagalls, Elemente der Bibel und der jüdischen Tradition gegeben.

Der Text ist möglichst so formuliert, daß er gegebenenfalls vorgelesen werden kann. Dafür ist die *Zeichensetzung* im II. Band gegenüber der normativen leicht verändert.

Im Anhang zum I. Band werden geboten:
Die *Quellenangaben* für die Abbildungen.

Eine Zusammenstellung der *Biblischen Themen in Zyklen Chagalls*, die den Benutzer auf solche Werke Chagalls hinweist, vor denen ihm diese kleine Enzyklopädie ebenfalls Hilfe sein kann.

Eine *Synopse* der unterschiedlichen Bildnumerierungs-Systeme, vgl. dazu unten. Die *Stichwörter* des I. Bandes in alphabetischer Übersicht. Die *Bildzeichen* des I. Bandes in alphabetischer Gesamtübersicht.

Im Anhang zum II. Band werden geboten:
Eine *Synopse* der unterschiedlichen Bildnumerierungs-Systeme, vgl. dazu unten. Eine *Bibliographie* der herangezogenen Literatur.

Für beide Bände gelten die folgenden Entscheidungen:
Zur Synopse: Für die Orientierung im Museum in Nizza und in der Chagall-Literatur bedeutet es eine Schwierigkeit, daß die *Numerierung* der dort zu findenden Vorarbeiten und Vorstudien zu den 17 großen Bildern durch unterschiedliche – in der Literatur manifest gewordene – Numerierungssysteme uneinheitlich geworden ist. Die in dieser Enzyklopädie benutzte *DN-Numerierung* kann mit der im Anhang zu Band I und II unter »Zur Numerierung der Bilder« beigegebenen Synopse diese Schwierigkeiten mildern.

Der Bibeltext ist nach der Übersetzung von Martin Buber und Franz Rosenzweig zitiert, mit geringen Abwandlungen. Diese Übersetzung kann den Leser am ehesten dicht an das Hebräische Original heranfinden lassen, das bei Chagall von frühester Kindheit an und noch bei der Arbeit im Atelier Grundlage ist.

Hinweiszeichen:

*	weist auf eine Abbildung (mit der jeweiligen Nummer)[4] hin.
BILD	ausschließliche Kennzeichnung der 17 Bilder des Zyklus der MESSAGE BIBLIQUE MARC CHAGALL, die in der offiziellen Zitierung der Museums-Kataloge mit dem siglum ›MBMC 1–17‹ bezeichnet werden.
→	Hinweis auf ein alphabetisches Stichwort im I. Band.
→II	BILD ...: Hinweis auf den II. Band, wo zu einem BILD kontextuelle Erläuterungen zu dem betr. Bildzeichen zu finden sind.
Vgl.	II BILD ...: Hinweis auf den II. Band, wo auf einem BILD das betreffende Bildzeichen erscheint.
>	wird zu.
<	kommt von, stammt ab von.

DN mit folgender Zahl: Numerierung der Bilder BILD 1–17 sowie der dazugehörigen Vorarbeiten und der ca. 205 Vorstudien. Vgl. dazu das im jeweiligen Anhang zu Band I und II unter »Zur Numerierung der Bilder« Gesagte.

Mein Leben: Marc Chagall, Mein Leben, Stuttgart 1956ff.

Weitere Kennzeichnungen[5] innerhalb der Enzyklopädie: BIBLE, KATALOG, FORESTIER, KINDER, MAYER, MBMC/D, sollen dem Leser Hinweise auf erreichbare Literatur oder auf Zusammenstellungen zu den Bildern geben.

[4] Bei Anführung mehrerer Abbildungen ist ihre Reihenfolge möglichst nach dem Maß der Deutlichkeit der Zeichen sortiert.

[5] BIBLE: Marc Chagall: 105 Schwarzweiß-Radierungen zur Bibel, Verve, Paris 1956. KATALOG: Fast sämtliche angeführten Bilder sind des Museums abgedruckt, allerdings zumeist in schwer entzifferbarer Verkleinerung und mit wenigen Ausnahmen in Schwarz-Weiß, Catalogue ..., 1973 und 1990. FORESTIER: SForestier: Marc Chagall – Die großen Gemälde der Biblischen Botschaft, Stuttgart 1992. Vgl. Fußnote 3. KINDER: CGoldmann: Kinder entdecken Gott mit Marc Chagall, Göttingen 1979. MAYER: MChagall/KMayer: Wie schön ist deine Liebe, Würzburg 1983. MBMC/D: CGoldmann: Message Biblique Marc Chagall, Dissertation, Heidelberg 1989.

MARC CHAGALL UND DIE BIBEL

Das Werk, das Chagall unter den vielen Werken seines Lebens als sein zentrales bezeichnet hat, trägt den Namen MESSAGE BIBLIQUE MARC CHAGALL. Als die größte Leistung unter seinen Radierungen sehen Interpreten seinen Zyklus BIBLE I an. Und vermutlich sind seine großen Glasfenster mit biblischen Themen in Kirchen oder in der Hadassah-Synagoge in Jerusalem seine weltweit bekanntesten und am meisten besichtigten Kunstwerke. Allein diese Aufzählung könnte nahelegen, Chagall einen »Maler der Bibel« zu nennen. Um so erstaunlicher ist, daß in Monographien über Chagall die Bibel meist nur einen sehr kleinen Raum zugewiesen bekommt, oft sogar – vorsichtig gesagt – ein Unverständnis für dieses Thema bei Autoren zu erkennen ist, wenn es nicht in einer allgemeinreligiösen ›Interpretation‹ für schnellen Konsum handhabbar gemacht oder, wie in einer bestimmten, wortreichen Biographie[6], sogar vollständig verschwiegen wird.

Chagalls Universalismus

Nun läßt aber ein Blick auf das Gesamtœuvre Chagalls erkennen, in wie hohem Maße er ein universeller Maler ist, so daß eine vorschnelle Kennzeichnung wie »Maler der Bibel« eine unzulässige Eingrenzung bedeuten würde

In allererster Linie wird jeder Zugang zu den Bildern Chagalls wahrzunehmen haben, daß hier ein Meister der *Farbe* am Werk war, dessen Bilder zunächst von der kenntnisreichen Freude an dem Zusammenklingen von Farbwerten und Farbschichten leben. Daß seine Bilder Menschen so über alle Kulturherkünfte hinweg ›faszinieren‹ und ›verzaubern‹, das hat in erster Linie mit der Wirkung zu tun, die Chagalls Farben in den Betrachtern

[6] SAlexander: Marc Chagall, in der mit keinem Wort, nicht einmal im Inhaltsverzeichnis, Chagalls Zentralwerk der Message Biblique überhaupt erwähnt wird.

auslösen. Hinzukommen mag wohl, daß Chagall nie gegenstandslose, einfache »Farb-›Kompositionen‹« geschaffen hat, sondern daß er seine Farbflächen immer mit kreatürlichen Figuren oder Gestalten, kurz *›Bildzeichen‹* besetzt hat. Soweit diese schnell erkennbare, z.B. weibliche oder männliche, Formen zeigen, mögen sie, neben der Wirkung der Farben, im Betrachter Assoziationen aufrufen, die ihm den Umgang zwischen dem Bild und seinen eigenen Erinnerungen oder Wünschen erleichtern.

Und auch die kaum zählbaren *kompositorischen* Einfälle dieses Malers, mit denen er die ›Vielschichtigkeit‹ seiner Bilder inszeniert, sind wichtige Elemente, die den Betrachter in die ›traumartige‹ Hintergründigkeit der Chagallschen Bilder und seiner jeweils eigenen Lebens- oder Welterfahrung eintauchen lassen.

Wenn Chagall sich selbst als einen »Maler für alle Menschen« bezeichnete, so hat er damit jenen erwähnten universalen Aspekt nach dieser einen Richtung, in der das Wort verstanden werden kann, angedeutet.

Aber dieses Wort bezeichnet im folgenden auch den außerordentlichen Umfang der Themen, die er in seinem Werk bearbeitet hat: Das Leben des *Ostens* in seiner russischen Heimat, wie in dem Zyklus zu Gogols »Toten Seelen«, steht neben dem Leben des *Westens,* wo ihm Paris (und Frankreich) »eine zweite Heimat« geworden ist, wie er es z.B. in den Paris-Zyklen und Lafontaines »Fabeln« zum Ausdruck gebracht hat.

Die *jüdische* Tradition, die ihm von Kind an tiefvertraut ist und der er früh schon ein triumphales Memorial im Jüdischen Theater in Moskau gesetzt hat, steht neben den *orientalischen* Märchen aus »Tausendundeinenacht«, neben *mediterranen* Epen und Überlieferungen über z. B. Odysseus, Aeneas und Orpheus, neben Longus (mit »Daphnis und Chloë«), neben Bocaccio, Shakespeare und anderen auch modernen *europäischen* Dichtern.

Neben der *Weltliteratur* steht in seinem Werk die *Musik,* nicht nur mit ihren Instrumenten und oft wie in Farben übersetzten Klängen, sondern auch in den großen Werken der Pariser Oper, den Chicagoer Mosaiken oder der New Yorker Metropolitain-Opera mit ihren Bühnenbildausstattungen für den »Feuervogel«, für »Aleko« und die »Zauberflöte« oder ihren großen Bildern

»Der Ursprung der Musik« und »Der Triumph der Musik«. Unter allen *Malern,* die er aus Museen und Ateliers kannte oder mit denen ihn eine Freundschaft verband, steht immer ein Name obenan, mit dem er auch seine Autobiographie beschließt: »Ich bin sicher, daß *Rembrandt* mich liebt.«[7]

Und das allüberall von Kindern und Erwachsenen gespielte ›große Welttheater‹, den *Zirkus,* hat dieser ›Charlie Chaplin‹ der Malerei immer und immer wieder vor uns hingestellt: mit seinen Clowns und Akrobaten, Seiltänzerinnen und Kunstreiterinnen, mit seinen Dompteuren und Stallknechten, m. a. W. mit *unseren* Maskierungen und Verstellungen, mit unserem Weinen und Lachen, mit unseren Versuchen, das Gefährliche zu zähmen, die Schwerkraft zu überwinden, die fesselnden Grenzen und die Gewichte unserer Erdenschwere zu überwinden und den Flügen unserer Phantasie in eine neue Freiheit zu folgen.

Die *Schöpfung* in ihrer Schönheit und Zerbrechlichkeit hat Marc Chagall über sein ganzes Werk hin wie ein Vermächtnis an uns thematisiert, die wir dabei sind, diese Welt in eine Gigantotechnopolis zu verzerren. Zu Arbeitern bei der Herstellung der Mosaike in Chicago: »Nichts darf uniform sein. Habt ihr einen Fisch gesehen, seine Schuppen? Keine ist der anderen gleich! Leute, die zu schnell zufrieden sind – das ist nichts.«

Und schließlich hat dieser *Liebende,* bei den wenigen Worten, mit denen er die MESSAGE BIBLIQUE MARC CHAGALL 1973 der Öffentlichkeit übergab, fast wie beschwörend achtmal das Wort ›Liebe‹ genannt.[8] Aber auch sonst oft: »Die Kunst, die ich seit meiner Kindheit ausübe, hat mich gelehrt, daß der Mensch zur Liebe fähig ist und daß die Liebe ihn retten kann. Für mich ist das die wahre Farbe, der wahre Stoff der Kunst.«[9] Und wie er selbst sich von der Liebe her bestimmt wußte, so hat er die Liebe, ihr Glück und ihren Schmerz erfahren und in immer überraschenden Einfällen ins Bild und in seinen Gedichten ins Wort gebracht, die Liebe zwischen Freundin und Freund, zwischen Mann und Frau, facetten-, weil kenntnisreich, in einer fast unnachahmlichen Keuschheit der Diktion, unaufdringlich und doch genau, jeweils in dem Maße deutlich, wie

[7] Marc Chagall: Mein Leben, Stuttgart, 1959, S. 172.
[8] Katalog des Museums Biblische Botschaft Marc Chagall 1973, S. 9.
[9] Schmalenbach-Sorlier: Marc Chagall, Berlin 1979, S. 226.

sie für Liebende in ihrem Erfahrungsraum schon deutlich geworden ist – und niemanden, der in den Erfahrungsraum so weit noch nicht eingetreten ist, zwanghaft beunruhigend, beschämend oder verletzend.

In diesem umfangreichen, in all seinen Teilen noch nicht edierten, wohl noch nicht übersehbaren Lebenswerk ist *die Bibel* und das von ihr geprägte Selbstverständnis Chagalls (spätestens seit 1931 in Bildern ständig) anwesend. Das gilt in zweifacher Hinsicht. Bilder, in denen er thematisch biblische Themen vorstellt, entstehen mit den Gouachen und Radierungen zur Bibel seit 1931 fast Jahr für Jahr. Aber daneben darf man nicht übersehen, wie stark sein *ganzes* Werk von der durch die Bibel bestimmten jüdischen Lebensform geprägt ist, die er durch das Aufwachsen im jüdischen Stetl von Witebsk, in dem Haus der frommen Eltern und Großeltern, unter den Verwandten, Freunden und Nachbarn empfangen hat, die er in Autobiographie, Gedichten und Reden oft erinnert bis hin zu dem Satz: »Die Bibel ist mir immer wie eine zweite Natur erschienen.«[10] Und sollte ein Zweifel aufkommen, ob Chagall, dem alle rituelle Religiosität fremd war, wirklich sich selbst von der biblisch-jüdischen Tradition bestimmt wußte, gar erlebte, so werden diese Einwände von Chagall selbst zerstreut, nicht nur durch die Authentizität, mit der er Biblisches fern aller bereitliegenden Stereotype gestaltet, sondern durch seine eindeutigen, unmißverständlichen Worte, die er, ein konfessorischer Jude, uns vor allem in seinen (im Original jiddisch geschriebenen) ›Gedichten‹ hinterlassen hat: »Mein Volk, alle wollen in deinem Herzen die Tafeln (sc. mit der Tora des Mose) zerbrechen, deine Wahrheit, deinen Gott zertreten, vernichten … ich werde deine Wahrheit mit den Mitteln meiner Farben vor allen Völkern der Welt herausmeißeln.«[11]

[10] Schmalenbach-Sorlier, Marc Chagall, Berlin 1979, S. 193.

[11] MBMC/D: S. B171, 178, 187, B181, 198 (vgl. französische Ausgabe, Marc Chagall: Poèmes, Genf, S. 79, 75). »… als ich noch im Bauch meiner Mutter war, habe ich gelernt, daß dieser Lebensweg besser liebend als hassend zurückgelegt wird. Vor langen Jahren habe ich diese Überlegungen bereits angestellt, als ich mich auf die Radierungen zur Bibel vorbereitete, und sie waren es, die mir Mut machten, dem jüdischen Volk mein bescheidenes Geschenk zu geben. Diesem jüdischen Volk, das von jeher von der biblischen Liebe geträumt hat, von Freundschaft und Frieden mit allen Völkern …« Schmalenbach-Sorlier, Berlin 1979 S. 201.

Die Frage nach Chagalls Herkunft und Prägung

Die Frage liegt nahe, wie ein Mensch, im ›Land der Französischen Revolution‹ studierend und mit seinen Dichtern und Malern befreundet, Teilhaber an der Russischen Oktoberrevolution und zum Kunstkommissar in Witebsk ernannt, mitten im 20. Jahrhundert mit den großen Geistern dieser säkularisierten Welt unablässig in Gespräch und Freundschaft, über 98 Jahre hin in der biblischen Tradition tief verwurzelt sein und beheimatet bleiben konnte, ja sich als einen ›Boten‹ hat verstehen können, wobei dieses Wort bei ihm, gemäß seinem erwähnten Zentralwerk, eine klare religiöse Kennzeichnung hat. Gab es nicht die wie selbstverständlich entgegengenommene Feststellung großer, gelehrter, die Zeit gründlich diagnostizierender Kunsthistoriker, die vom »Verlust der Mitte« sprachen, die zum »Gottesbild im Abendland« resümierten: »Da Gott tot ist, kann es keine authentische religiöse Kunst mehr geben«?, so daß, was sich als religiöse Kunst ausgibt, nur als eine Aufnahme konventioneller, überlieferter Vorlagen zu verstehen wäre, die mit neuen Farb-, Form- oder Materialeinfällen nachempfunden sind. Es wäre heutzutage, fast 40 Jahre post festum, interessant, eine Dokumentation der unübersehbar vielen Zeitschriftenaufsätze, Besprechungen, Rezensionen und Feuilletons zusammenzustellen, die in den Jahren nach 1956 vielerorts erschienen, nachdem das erste zusammenhängende Werk Chagalls mit biblischen Themen, nämlich die 105 Radierungen BIBLE, in Wanderausstellungen durch die Länder ging. Welche, die Rat- und Hilflosigkeit der Interpreten verratenden Erklärungen für dieses Ereignis lagen da für die Öffentlichkeit parat? Und als es nicht bei diesem einen Werk blieb, als kurz darauf diese Radierungen in einer Buchausgabe und ein gleicher Band mit DESSINS POUR LA BIBLE, beide mit je ca. 25 Farblithographien angereichert erschienen, und dann der Zyklus »Exodus« mit 25 Farblithographien, und von der Mitte der 60er Jahre ab die Bilder der MESSAGE BIBLIQUE und dann die Glasfenster in den Kirchen?

Diese Frage nach Chagalls jüdischem Selbstverständins läßt sich nicht mit ein paar allgemeinen Hinweisen beantworten. Es genügt nicht sich vorzustellen, ähnlich wie wir, die wir selbst als Kinder in Jule Vernes »Eine Reise um die Erde …« versunken auf dem Fußboden des Zimmers lagen[12], habe Chagall, womöglich mit einer Bilderbibel (!), die biblischen Inhalte aufgesogen. Wer diese Frage ernsthaft stellt, muß realisieren, was Chagalls Worte aus seiner Autobiographie »mit drei oder vier Jahren wurde ich in die Kinderschule, den Cheder, gebracht, damit ich hebräisch lesen und schreiben lernte«[13] *praktisch* bedeuten. Und mehr noch. Jüdisches ›Lernen‹ beginnt ja nicht im Cheder mit drei oder vier Jahren. Manès Sperber sagt in seiner Biographie: »Noch ehe ich meinen Namen sprechen konnte, sang ich das Wort Jerusalem vor mich hin«, während er als Kleinkind auf dem Teppich in der (Sabbat)Stube herumkrabbelte oder mit Bauklötzchen spielte.

Schon vom Säuglingsalter ab in der unnachahmlichen Stimmung der allwöchentlichen Sabbatfeier – ein kleines Tröpfchen vom Sabbatwein auf der Zunge gespürt zu haben, das Singen der Lieder, die Stimme der Mutter im Ohr, wenn sie den Lichtersegen sprach, den ruhigen Singsang des Vaters, wenn er mit dem Segen über Wein und Brot diese Welt zu der anderen hin öffnete, den Kuß der Mutter, die Segenshand des Vaters auf dem Kopf, das Sabbatessen und die Gespräche über die Bibel und die nie zu Ende zu lernenden Worte der seit dem Sinai nie unterbrochenen Kette von Lehrern der mündlichen Tradition, das Streiten um ihr Verständnis in der gegenwärtigen Glücks- oder meist Leidenssituation dieser von Irrtum und Gewalt geprägten Exilsgegenwart, die für die Biographie Chagalls besonders stark von Pogromen geprägt war seit der Ermordung des Zaren Alexander 1881, also wenige Jahre vor Chagalls Geburt. Ob in dem einfachen Elternhaus Chagalls, wo der Vater, als Lagerplatzarbeiter in einer Fischhandlung, nur geringen Lohn heimbrachte, oder im reichen Juweliersgeschäft von Bellas Eltern – die Prinzessin oder Braut Sabbat wurde bei ihnen allen in der gleichen Weise empfangen. Bella hat das in ihrem schönen Büchlein »Brennende Lichter« kurz vor ihrem Tode 1944 in jiddischer Sprache festgehalten, und Chagall hat diese ›Heimkehr seiner Frau in ihre Kindheit‹ für die Buchausgabe illustriert.

Es muß nicht im einzelnen wiederholt werden, was Chagall in seiner Autobiographie jenseits der Sabbaterinnerungen über die

12 PProyoyeur: Marc Chagall – Bilder zur Bibel, Stuttgart 1983, S. 23.

13 Mein Leben, S. 43.

alltäglichen religiösen Vollzüge notiert hat, z.B. wie sein Vater an jedem Morgen um sechs Uhr das Haus verließ, um vor der Arbeit eine Stunde mit den andern zusammen in der Synagoge zu beten oder im Lehrhaus zu lernen. Aber es ist sicher gut, sich zu verdeutlichen, daß das tief prägende Erlebnisse waren, die ihn zeitlebens mit seinem Vater verbinden, wie Gedichte und Reden ausweisen.

Es ist nicht bedeutungslos, daß einer der Wortführer der Malerei unseres Jahrhunderts für alle Öffentlichkeit lesbar in seiner Autobiographie auch von seinen Onkeln notiert: »... alle waren sie gute Juden«, daß er von seinen eigenen Erlebnissen zwischen den Knien seines über ihm die Gebete murmelnden geliebten Großvaters in der Synagoge erzählt, daß er sich erinnert, wie gern er die Mame am Sabbat gesungen hat, usw.

Aber natürlich ist von größter Wichtigkeit, zur Kenntnis zu nehmen, daß dieses ganze von Chagall beschriebene jüdische Leben nicht irgendwo, sondern in Witebsk geschah, einem Zentrum der chassidischen Frömmigkeitsbewegung seit ca. 1750, mit der die Freude in das Leben der Juden zurückgekehrt war nach den schweren heimsuchungsartigen Katastrophen der messianischen Betrüger Sabbatai Zwi und Jakob Frank. Nicht nur die Freude, das Singen und Tanzen waren als äußere Zeichen da, sondern da war etwas, was Martin Buber als die Hithlahawuth, das Entbrennen der Herzen in der Hingabe an den Dienst Gottes in der Welt beschreibt: Gott nicht mehr in einer fernen, womöglich spekulativen Transzendenz – sondern aus der Begegnungserschütterung heraus hat einer der Frommen die Sätze behalten: »Man kann nicht mich lieben und die Kreatur verlassen. Ich bin in Wahrheit bei euch. Wähne nicht, meine Stirn entsende himmlische Strahlen. Die Glorie ist drüben geblieben, mein Gesicht ist das der Kreatur.«[14]

Das ist eine dieser revolutionären religiösen Entdeckungen jener chassidischen Bewegung: Gott selbst hat den Raum seiner Herrlichkeit verlassen und ist im Exil wie sein Volk. ›Ich will einwohnen inmitten ihrer Unreinheiten‹: die Einwohnung Gottes, die Schechina. Es gibt keinen Ort, wo Gott nicht zu finden wäre. Am Menschen liegt es, ob er Gott ›einläßt‹, ob er mit dem, der ihm schicksalhaft in den Weg gestellt ist, bzw. ›begeg-

[14] MBuber: Gog und Magog, Heidelberg 1949, S. 295.

net‹, so umgeht, daß durch wahrhafte Zuwendung beim anderen unter den Krusten der Traurigkeit, der Verzweiflung, des Trübsinns die Freude hervorbricht – denn dann beginnt Gott aus dem anderen hervorzulachen, und so kann jeder dazu beitragen, Gott aus seinem Exil zu befreien, ja zu erlösen. Solchen Umgang spüren auch die Tiere und die anderen Geschöpfe. So beginnt die Erlösung der Welt an je meinem Ort. Und einmal, ›wenn Messias kommt‹, werden alle Menschen begreifen, daß sich diese Schöpfung gelohnt hat. Der einzige Unterschied wird sein, daß die einen sich ihrer Zweifel schämen werden, die anderen werden sich freuen, dafür schon mitgewirkt zu haben.

Was hier für den religiösen Raum entdeckt und von einem ganzen Volk gelebt worden ist, das geht auch ein in die Arbeiten, die unser Jahrhundert geprägt haben, vor allem im Bereich der Human- und Sozialwissenschaften: Namen wie Martin Buber oder Manès Sperber wurden schon genannt, Erich Fromms »Haben oder Sein«, »Die Kunst des Liebens«, Ruth Cohns Versuch, wenigstens die Struktur des Sabbats als »Themenzentrierte Interaktion« für die Völker der Welt zugänglich und fruchtbar zu machen, und viele andere wären hier zu nennen. Und zu den vielen anderen, die aus dieser Welt kommen und die Prägung durch das östliche Judentum umschmelzen in neue Zusammenhänge, gehört auch Marc Chagall.

Sicher ist jeder Versuch einer zusammenfassenden Darstellung derjenigen Elemente, die Kindheit und Jugend Chagalls geprägt haben, voller Defizite. Aber vielleicht macht er es doch möglich, den Hintergrund jener oben gestellten Frage nach Chagalls Herkunft etwas zu erhellen und charakteristische Züge, die in seinen Bildern, besonders in denen zur Bibel zu finden sind, ein wenig tiefenscharf zu machen, auch auf sein eigenes Selbstverständnis hin.

Die Bibel im Werk Marc Chagalls

Nachdem Chagall auf Anregung des Kunsthändlers Vollard Gogols Tote Seelen (1923–1925), Lafontaines Fabeln (1925–1930) und als dritten Zyklus Blätter zum Thema Zirkus (1927) fertiggestellt hatte, regte Vollard ihn an, die Bibel zu malen. 1930/31 machte er mit seiner Familie eine Palästinareise und begann darauf mit der Arbeit an diesem Sujet. So entstanden die 49 Gouachen zu Themen der Bibel. Im selben Jahr beginnt er, zunächst an den Vorarbeiten der Gouachen orientiert, die Arbeit an den Radierungen zur Bibel. 66 Platten sind fertig, die übrigen begonnen, als der Ausbruch des 2. Weltkrieges die Arbeit unterbricht. Nach seiner Rückkehr und Ansiedlung in Südfrankreich nimmt er die Arbeit wieder auf und gibt jene 105 Blätter »BIBLE« 1956 heraus.

Bedenkt man, daß das Bilderverbot über weite Strecken der jüdischen Geschichte hin mit fast ›muslimischer Strenge‹ gegolten hat, möchte man den ersten Blättern fast noch das Zittern der Aufregung Chagalls abspüren. Seit über 20 Jahren hatte er bereits gemalt, darunter viele Bilder mit religiösen Inhalten: Synagogen, Engel, Rabbinen, fromme Juden. Aber durfte auch die Bibel mit ihren heiligen Texten des Schutzes verlustig gehen, den das Bilderverbot ihr gewährte? Was war bei der abendländischen Festlegung heiliger Personen in Bildern, gar Gottes auf die Gestalt eines alten Mannes mit Bart herausgekommen? Wie konnten Bilder Menschen fixieren und ihnen die Begegnung verhindern, sie immobil machen, statt daß sie bereit blieben, in den überraschenden schicksalhaften Anrufen an ihr Leben die Stimme des Unnennbaren, Bildlosen zu erkennen? Gab es Anknüpfungsmöglichkeiten an die reichlich vorhandene Tradition der Malerei und der darstellenden Künste?

Schon mit dem ersten Blatt »Die Erschaffung des Menschen« fällt Chagall eine Entscheidung, die bis zum letzten Blatt, 25 Jahre später(!), für ihn durchgehend und keiner Ergänzung bedürftig gültig bleibt: An der Stelle eines Bildes von Gott stehen bei Chagall drei Zeichen, die er vielfach variiert und in immer neue Zusammenhänge einordnet: der Gottesname יהוה-JHWH, der Lichtkreis und der (Engel-)Bote von ›drüben‹ nach hier. Das sind die drei Metaphern, mit denen die Hebräische Bibel und die jüdische Tradition das durch keine Fixierung eingezwängte ›Drüben‹ in seiner Bewegung zum Menschen hin wahrt.

Und wieviele Variationen (er-)findet Chagall für diese Zeichen! Daß er den Gottesnamen ›falsch‹ (יהיה statt יהוה) schreiben kann auf den Blättern, ehe Gott dem Mose seinen wirklichen Namen in Ex 3 bzw. 6 offenbart und dazu sagt: »... deinen Vätern habe ich mich noch nicht mit meinem wirklichen Namen gezeigt, dir aber sage ich, wie ich heiße: ›ICH werde bei euch da sein, als der ich jeweils bei euch da sein werde‹ «; daß Chagall diesen Namen gleißend hell in eine von undurchdringlichem Dunkel überzogene Weltstunde malen kann, oder schwarz-in-schwarz auf einem Bild, wo der ›Todesengel‹ ein fürchterliches Kindersterben über das Land heraufführt, sich der Name Gottes also völlig zu ›verdunkeln‹ scheint, wie unerkennbar oder verschwunden ist. Ja, Chagall kann ihn mit ›hohlen‹ Buchstaben oder spiegelverkehrt *71 schreiben, wo sich für Menschen in furchtbaren Katastrophen jeder Sinn entziehen will und der Name Gottes – mit der mit ihm gesetzten Zusage, bei ihnen dazusein oder mit ihnen auf dem Wege mitzugehen – nur noch als rätselhafte Chiffre erscheint.

Ob das Licht als Kreisform, als strahlende Sonnenscheibe, als Flamme, als Kerzenschein oder wie immer erscheint – im Hintergrund steht die Tradition, nach der Gott am ersten Tag der Weltschöpfung ›das Licht‹ geschaffen hat; nicht das Licht, das mit Sonne und Mond, jenen Geschöpfen des vierten Tages, die Welt für die Kreaturen erhellt, sondern ein Licht, das als ›Lichtglanzherrlichkeit‹ um Gott herumliegt und den Hintergrund aller Schöpfung bildet, auf das die Menschen zugehen und in dem sie ›einst‹ erkennen werden, wie alles wirklich gemeint war.

Die Kerzen auf dem Sabbattisch, der siebenarmige Leuchter im Tempel, das ›ewige Licht‹ in der Synagoge: sie wollen die Menschen an diese Zusammenhänge erinnern, wie Chagall es von Kind an in sich aufgenommen hat.

Und die Engel oder ›schicksalhaften Boten‹ – welch eine unbeschreibliche Zahl von Variationen ist Chagall hierzu eingefallen: Boten, die (wie die Eltern?) den Menschen in diese Welt bringen (ohne daß er gefragt worden wäre), Boten, die ihm den Tod bringen, Boten, die sein Leben für einen Auftrag beschlagnahmen – noch einmal Chagall zu Arbeitern in Chicago: »... man muß eine Vision für sein Leben haben«[15].

Nimmt man Chagalls Äußerungen zu diesem seinem am allerhäufigsten gesetzten Bildzeichen zusammen, so läßt sich sagen, daß ›Engel‹ für ihn Zeichen dafür ist, daß die Welten durch-

[15] In Werkstattfilm: Chagall in dem Atelier in Chicago. Film des Museums in Nizza.

lässig zueinander sind, wenn wir offen bleiben, uns nicht einmauern, abkapseln gegen das ›Drüben‹. Dieses ›Drüben‹ hat Chagall dreifach bestimmt: Das Drüben der Welt Gottes, das Drüben der Welt des jeweils schicksalhaft mir begegnenden Menschen, das Drüben meiner eigenen Tiefenschichten der Erinnerung mit ihrem Glück, ihrem durchgearbeiteten Leid, ihren (noch) verdrängten Inhalten.

Aus welcher biographischen Tiefe kommt – um hier nur ein paar Beispiele zu nennen – der Einfall, erstmalig nach einer fast 2000jährigen Bildgeschichte der Kunst, »Noah in der Arche« als Interieurbild *15 zu zeichnen! Nicht mehr von ›einem dritten Ort‹ aus (wo sollte der liegen?) ein Schiff auf den Wassern darzustellen, über dessen historischen oder archäologischen Wirklichkeitsgehalt der Betrachter distanziert reden oder schmunzeln kann, sondern ihn in die Situation hineinzunehmen: 40 Tage und 40 Nächte nur Regen von oben, steigende Wasser von unten, Nebel ringsum, jede Orientierung ist genommen, wir sind die letzten Übriggebliebenen – wie lange hält einer das aus, wann kann er die Panik nicht mehr abschütteln? Und dann wird deutlich: die Zeichnung des Fensters, des Innenraumes, das ist wie der Innenraum eines der Ghettohäuschen. Einschlußerlebnisse in den Pogromzeiten, seit wann schon?, für immer?, wie lange noch? Wie haben sie das ausgehalten und sind doch von der chassidischen Menschlichkeit geprägt geblieben …

Gibt es eine Parallele zum weinenden und jubelnden David? Wo wäre die Friedensvision des Jesaja so wie vor ihrer Erfüllung gezeichnet worden? Läßt das Gesicht des klagenden Jeremia ein Vergleichsbild einfallen? Oder hätte einer gedacht, daß man das Überfallartige einer prophetischen Zwangs-Berufung so ins Bild setzen könnte wie in Chagalls »Berufung des Ezechiel« *141?

Dabei enthält sich Chagall bei diesen 105 Radierungen fast jeder Zutat zum Bibeltext im Sinne einer illustrativen ›Verdeutlichung‹ oder Historienmalerei. Bella hat im Atelier gesessen und ihm langsam die Hebräische Bibel vorgelesen[16] und Marc hat die gehörten Worte durch seine Hand mit dem Griffel in die Kupferplatte gleiten lassen. Streng, in Schwarz-Weiß liegen die Blätter mit ihren Zeichen vor uns, fremd, wie die schwarzen

[16] FMeyer, Marc Chagall, Köln 1964, S. 400.

Buchstaben des hebräischen Bibeltextes auf dem weißen Leder der Torarolle.

BIBLE hat er am Schluß das Ganze genannt.

So hat Chagalls thematisches Arbeiten an der Bibel angefangen.

Und dann kam die als ›Endlösung‹ geplante und das halbe jüdische Volk in drei Jahren fabrikmäßig aus dieser für alle Menschen bereitstehenden Schöpfung vertilgende Ausrottungskampagne – und der Himmel blieb über diesem noch immer Undenkbaren bleiern verschlossen. Dabei war dieses monströse Verbrechen über die religiöse Elite des jüdischen Volkes hereingebrochen, von der so viel hilfreiche Erneuerung und Hoffnung ausgegangen war.

Als all dies Schreckliche Chagall erreicht, Bella ihm darin wegstirbt, zwei oder drei diesem Entsetzlichen entronnene Augenzeugen-Freunde kommen und ihn durch ihr Berichten da mithineinnehmen – was bleibt ihm da von dem, was BIBEL war? Es bleibt ihm der Satz, der den ihn langsam ergreifenden Wahnsinn offenbart: »Unser Mose ist tot.« (1945). Aber es bleibt dennoch der Mut, sich dem allen zu stellen, und es widerfährt ihm die nun – nachdem er selbst davon gesprochen hat – sogenannte ›mystische Begegnung mit David und Mose‹: »Ihr sollt nicht weinen, ich will euch helfen, Psalmen zu singen« und »Fürchtet euch vor niemandem! Ihr sollt ruhig bleiben, bis ich noch einmal kommen werde, neue Tafeln auszumeißeln für eine neue Welt.« (1950)[17]. Und er, ein geborener Mosche Chagall, was er später in Marc geändert hatte, bleibt nicht in einem apathischen Warten darauf, daß ›irgendwann‹ Mose also wiederkommen werde. Er weiß sich in die Stellvertreterschaft genommen: »Mose wird für mich immer heller, schon lange berührt mich der Glanz seiner Strahlen …« (1955).[18]

Damit beginnt ein vollständig neuer Abschnitt seiner Arbeit an der Bibel. Warum konnten die Völker uns nicht verstehen? Jetzt ist es an mir, mit meinen Farben die Bibel so zu malen, daß die Menschen, die vor diese Bilder kommen, ihr Leben vielleicht über die Bilder noch einmal in ein Verhältnis zur biblischen Botschaft bringen können. Und so heißt sein zentrales

[17] Pour les Artistes Martyrs, Poèmes, S. 99ff.
[18] Sur le Pays Neuf, Poèmes, S. 85ff.

Lebenswerk in jenem Gedicht von 1950 »das neue Heiligtum«, und dann: MESSAGE BIBLIQUE MARC CHAGALL. Jetzt erscheint die Bibel unter seinen Farben sprühenden Pinseln nicht in einer ›verbalinspirierten‹ Strenge und schwarz-weißen Begrenzung. Jetzt kommentiert er die biblischen Themen, in Analogie zu den Midrasch-Kommentaren der jüdischen Schriftlehrer mit den Elementen seiner Biographie, der jüdischen Tradition und der Zeitgeschichte.

Es ist ganz ausgeschlossen, die Fülle der Erfindungen und Einfälle auf diesen 17 großen Ölgemälden und wohlgemerkt den diese Bilder vorbereitenden ca. 207 (!) ›Vorstudien‹ auch nur andeutungsweise vorstellen zu wollen.

Hier ist die Zusammenfassung all der in einem langen Leben gewonnenen Fertigkeiten in Farbzuordnung, Zeichenfindung und Bildkomposition zu einer letzten Aufgipfelung gekommen.

Zumindest mit der Titelwahl für diese 17 Bilder und danach für das Museum BIBLISCHE *BOTSCHAFT* MARC CHAGALL ist er ein wenig aus der Verborgenheit seines Lebenshintergrundes herausgetreten und hat, wie andeutungsweise in Gedichten, sein ›märtyrerhaftes‹ Selbstverständnis *68 gelüftet: Gegen alle Macht der Destruktion auf keinen Fall der Verzweiflung einen Raum zu geben, sondern sich als ›Bote‹ für ›diese Welt‹ in Anspruch nehmen zu lassen; in der chaotischen Zwischenzeit zwischen dem Versuch der Ausrottung des Mose-Volkes aus dieser Welt bis zu der Zeit, wenn Mose wiederkommt, in den ›Riß‹ zu treten, und die Menschen nicht ohne den Anruf einer MESSAGE BIBLIQUE zu lassen.

So mag deutlich sein, daß mit diesem Menschen und seinem Werk unserem Jahrhundert noch einmal eine Chance gegeben worden ist: Sein Werk ist ein unübersehbarer, vielleicht einzigartiger und zahllose Menschen aller Kulturen erreichender Beitrag zur Wirkungsgeschichte der Hebräischen Bibel bzw. des ›Alten oder Ersten Testamentes‹.

Daß es sich lohnen kann, über einen empathischen Zugang zu seinen Bildern hinaus auch Zusammenhänge und Hintergründe der vielen von ihm ›gefundenen‹ und sein Werk übersäenden Bildzeichen zu kennen, mag deutlich geworden sein.

Einen Zugang dahin möchte die vorliegende kleine Enzyklopädie ermöglichen helfen.

ENZYKLOPÄDIE DER BILDZEICHEN

Aaron

Der Bruder des Mose (2. Mose 4; 5; 7ff.; 3. Mose; 4. Mose). Dem Mose entgegengeschickt in der Wüste *2, als Mose auf dem Weg nach Ägypten ist, um beim Pharao im Auftrag Gottes die Frei-Schickung seines Volkes zu erwirken, aber auf Schwierigkeiten mit seiner Redefähigkeit hinweist. Aaron gilt als Dolmetscher, bekommt in einigen Texten der Bibel nach dem erfolgten Auszug Israels aus Ägypten eine negative Rollenzuweisung bei der Herstellung des Goldenen Kalbes (2. Mose 32); dagegen viele positive Funktionen im Priesterdienst vor der Stiftshütte (2. Mose 28ff.). →Brustschild, →Menora, Ornat, Priestermütze *1, 2, 3, 32 (2. Mose 28f.; 39; 3. Mose 8).

In der rabbinischen Tradition werden Mose und Aaron in einer Einheit als Brüderpaar gesehen mit den Charakteristika des Lehrers (Mose: Tora) und des Tuns (Aaron: Priesterdienst) (Maharal: Tiferes Israel).

Beide sind von gleicher Wichtigkeit (Ber.rab. 1,5). Die beiden ergänzen sich einander: Moses prägt dem Volk, unter Umständen mit Nachdruck, ein, was richtiger oder falscher Weg ist; Aaron gilt als der, der durch Mitgefühl Frieden unter den Menschen stiftet. Deshalb erhält Mose die Attribute ›Gerechtigkeit‹ und ›Wahrheit‹, Aaron ›Bruderliebe‹ und ›Frieden‹ (Sprüche der Väter 1,12; MLMunk, S. 61). Aaron kann als erster und endzeitlicher Hohepriester gesehen werden (bSanherib 9a).

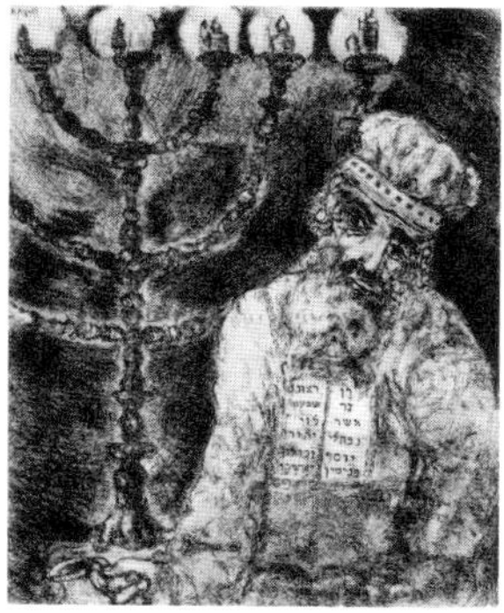

1

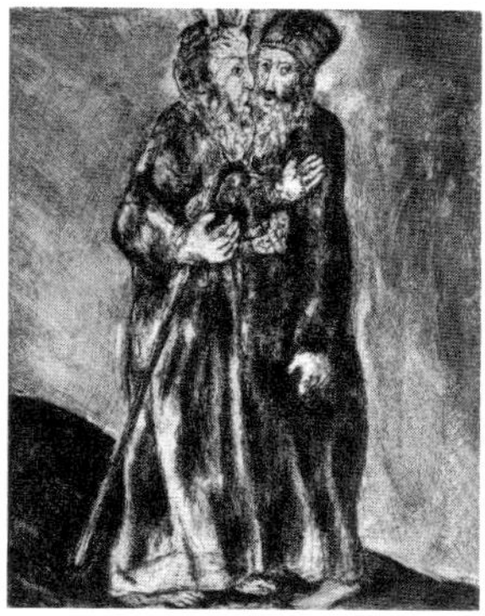

2

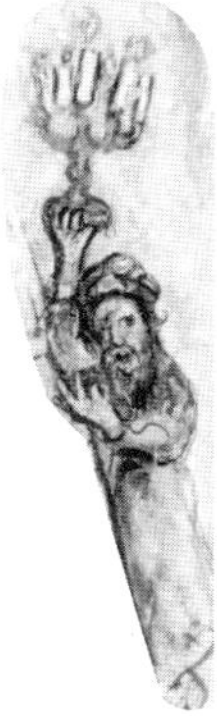

3

4
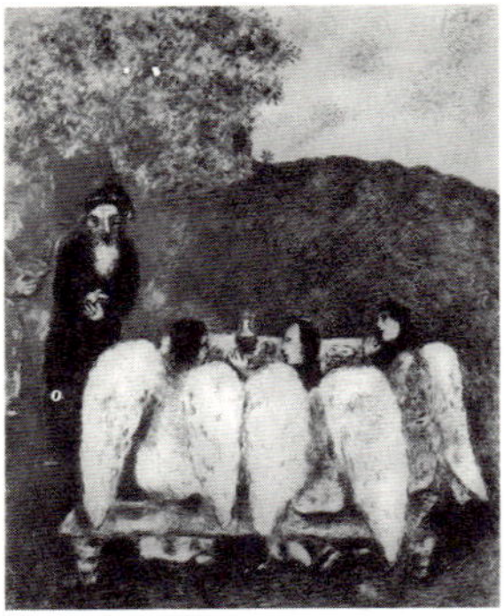

5
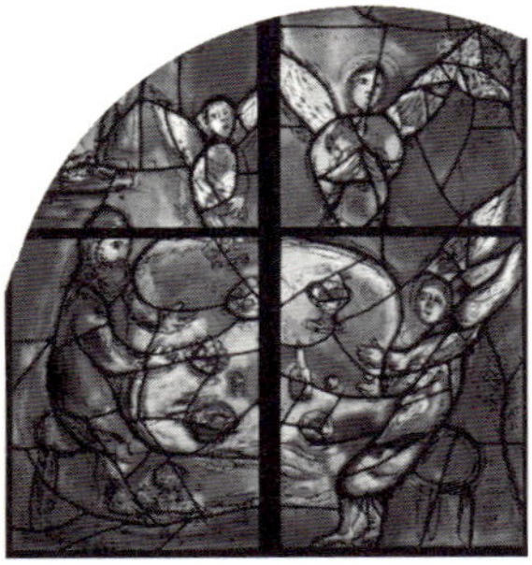

6
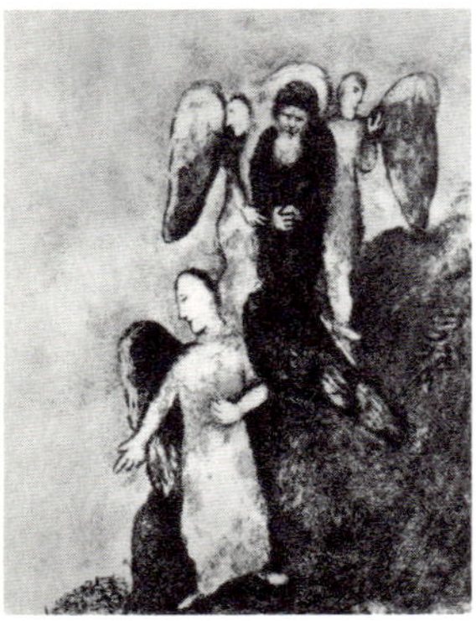

In Chagalls Werk ist Aaron fast immer mit seinem Bruder Mose gemeinsam dargestellt *2.
BIBLE 28, 29, 31, 40; KINDER ..., S. 34f., 39f., →II BILD 1, 10, 12.

Abraham

Biblisch der Erstvater (> Erzvater) Israels (1. Mose 12–23; 25), zieht mit seiner Frau Sara und seiner Großgruppe (Neffe Lot) auf den Befehl Gottes aus seiner Heimat am Euphratstrom fort »in ein Land, das ich dir zeigen *werde*«. Ihm (und seinen Nachkommen auf Weltzeit) wird schließlich das Land Kanaan zugesagt (1. Mose 13,14ff.). Der Beginn seiner Ansiedlung geschieht in der Steinwüste bei Hebron.
Lebensschwierigkeiten bringen ihn in zum Verzweifeln bittere Situationen: Nahrungsnot und Kinderlosigkeit.
Aber sein unerschüttertes Vertrauen in den unsichtbaren Gott, der ihn in Auftrag genommen hat, wird als die Begründung für die Segensgeschichte Israels beurteilt (nach einigen Auslegern sogar für die Weiterexistenz bzw. -erhaltung der Schöpfung; vgl. das mit den Abrahamtexten in der Bibel beginnende gehäufte Auftauchen des Wortes »Segen« gegenüber dem Wort »Fluch« in der Urgeschichte). Er ist der einzige Mensch, der in der Bibel aus dem Mund Gottes das Prädikat »mein (mich) Liebender« (אֹהֲבִי-*ohawi,* Jesaja 41,8) bekommt.
Gott schließt einen ewigen Bund mit Abraham mit dem Bundeszeichen der Beschneidung (1. Mose 17).

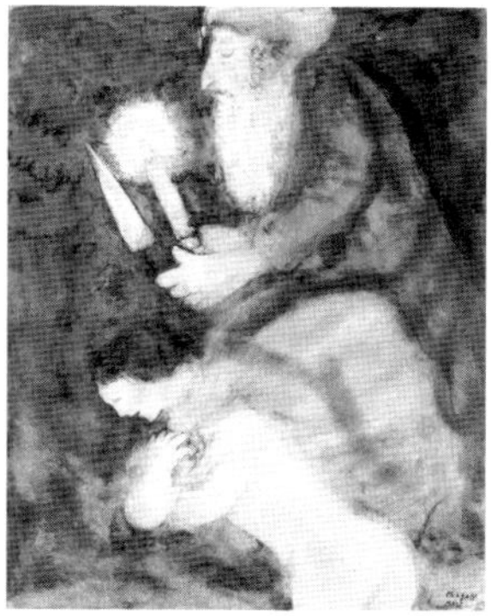
7

Abrahams Schlichtung der Streitigkeiten zwischen Lots und seinen Hirten (1. Mose 13), seine Gastfreundschaft *4, 5 und sein fürbittendes Eintreten für Sodom (1. Mose 18) *6 lassen die neue Qualität des Friedenstiftens erkennen.
Sein erster Sohn, Ismael, gezeugt mit der Magd Hagar (1. Mose 16f; 21,8ff.), wird zum Stammvater der Ismaeliten-Araber.
Abraham ist bereit, seinen mit Sara endlich in hohem Alter empfangenen (1. Mose 21) ›eigenen‹ Sohn Isaak auf Befehl Gottes herzugeben. Diese →Fesselung Isaaks (1. Mose 22) ist im Jüdischen von zentralster Bedeutung. *8, 56, 79–85, (*7 Abraham und Isaak auf dem Wege nach Morija) →II BILD 7.

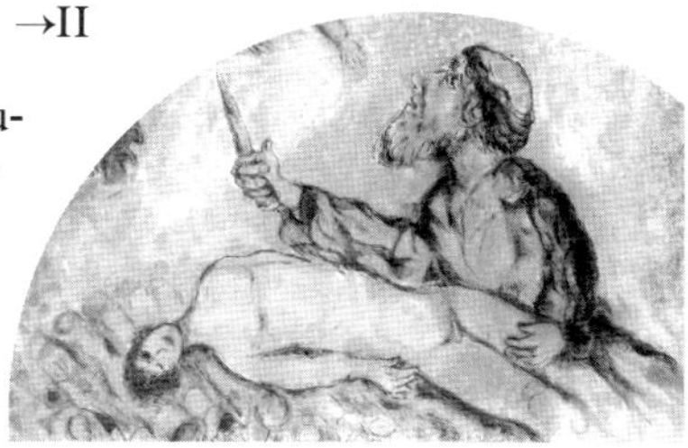
8

Zahllose jüdische Gebete berufen sich vor Gott darauf, daß an Abraham zu sehen sei, zu welchem ›gottrechten‹, bewährten Tun (1. Mose 15, bes. Vers 6) ein Mensch in der Lage ist, und bitten darum, daß Gott im Blick auf Abraham Hoffnung auf künftiges ähnliches Tun von Menschen haben möchte: »... um unseres Vaters Abraham willen.« Die Größe des Tuns Abrahams gilt allerdings prinzipiell als einmalig.
So gibt auch Chagall der Abrahamgestalt eine besondere farbliche und gestalterische Betonung in seinem Werk. BIBLE 6–8, 10, 11, KINDER ..., S. 22–27, →II BILD 6 und 7.

9

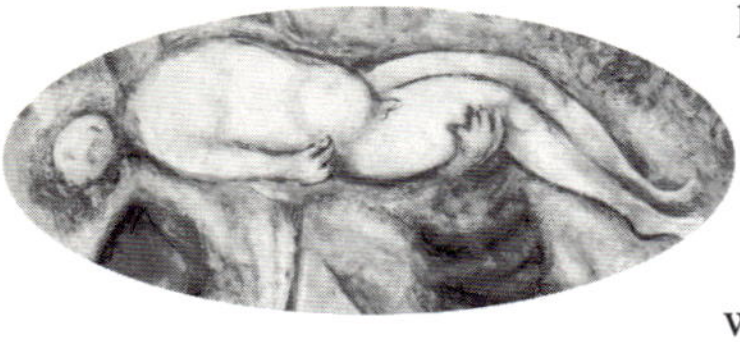

10

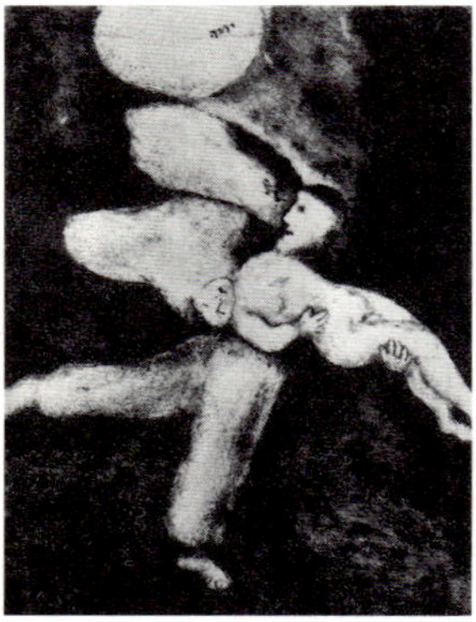

11

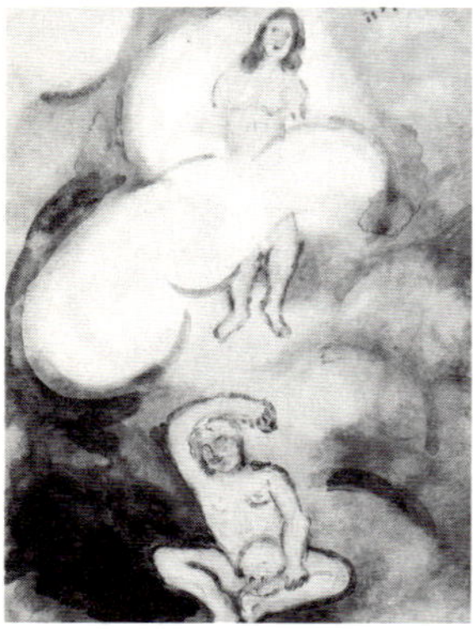

Adam und Eva

Adam (אדם: Erdwesen), Eva (חוה: Lebenweckende). Erstes Menschenpaar nach der biblischen Darstellung der Weltschöpfung (1. Mose 1; 2 und 3). Von ihm stammen alle Menschen ab. Biblisch: Gott schuf das Erdwesen ... männlich und weiblich (זכר ונקבה-*sachar u-nekewa* 1. Mose 1,27; 5,2, was in der jüdischen Überlieferung als ›androgyn‹: »... mit ›männlichen‹ und ›weiblichen‹ Anteilen« verstanden ist; besser noch und etymologisch und lexikalisch korrekter: »mit ›bohrenden‹ und ›bergenden‹ Anteilen«. Vgl. Ber. rab. 8.1; 17.6; Ginzberg V, S. 88f.; Sohar, S. 146; Stemberger, Midrasch, S. 92). Gott haucht diesem Erdwesen den Lebensodem ein. Er läßt auf das Erdwesen einen Tiefschlaf fallen und nimmt das Erdwesen auseinander in zwei Teile (1. Mose 2,21f.) →Paradies. So stehen sich (also erst) jetzt ›Mann und Frau‹ (*ijsch*-איש und *ischschah*-אִשָּׁה) gegenüber im vielleicht frühesten Liebesjubel der Weltliteratur von 1. Mose 2,23, empathisch übersetzt:

> Du – endlich jemand ganz zu mir passend,
> Du und ich, wir wollen denselben Namen tragen,
> denn was mir zum Ganzsein fehlt,
> das bist – Du!

Daher die durchgehend androgyne Darstellung des ersten Menschen in Chagalls Schöpfungsbildern *9–13, 47, 155.

[19] DN: zu dieser Abkürzung vgl. Abschnitt »Hinweise«, S. 14.

BIBLE 1, KINDER ..., S. 16f., →II BILD 1 und Vorstudie DN 101, 102[19]. Die Kreidelithographie aus DESSINS POUR LA BIBLE Bild 1 *12 erinnert an den Sohar, wo der erste Mensch als Mann und Frau in einer Person mit zwei Gesichtern, die sich aber nicht ansehen konnten, dargestellt wird. Vgl. Der Sohar S. 146.

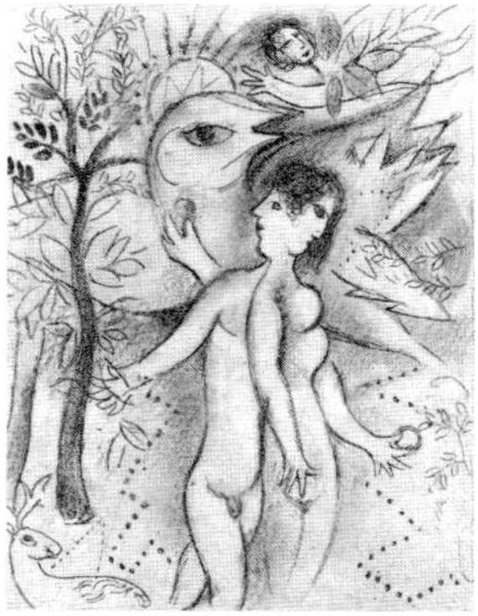
12

Wenn Chagall das Auseinandertreten der beiden Seiten zu je einem Menschen: Mann und Frau ins Bild bringt, bildet die Frau in Übereinstimmung mit der rabbinischen Tradition (Ber. rab. 17,6; Ginzberg V, S. 89) immer die rechte Seite →II BILD 2, Vorstudien DN 201–207, oder sie tritt aus der rechten Seite des Adamwesens heraus (Hommage à Apollinaire, 1911/12, MBMC/D, Bild Nr. 13f., und die Vorstudien dazu *13, aber auch sonst oft). Zu Adam und Eva: →Paradies, →Baum der Erkenntnis, →Vertreibung, →II BILD 2, 3 und die Vorstudien.

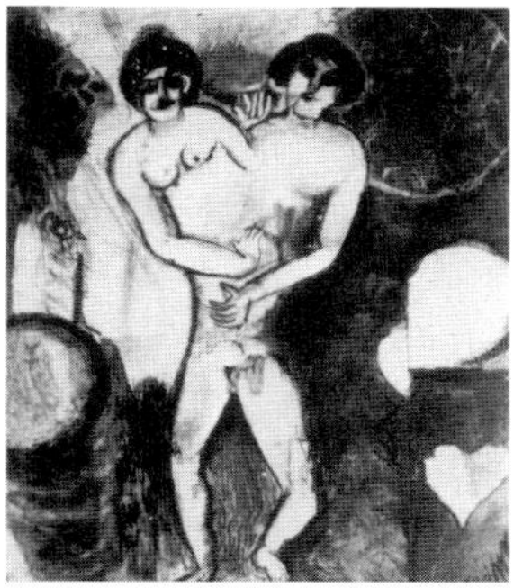
13

Aeneas

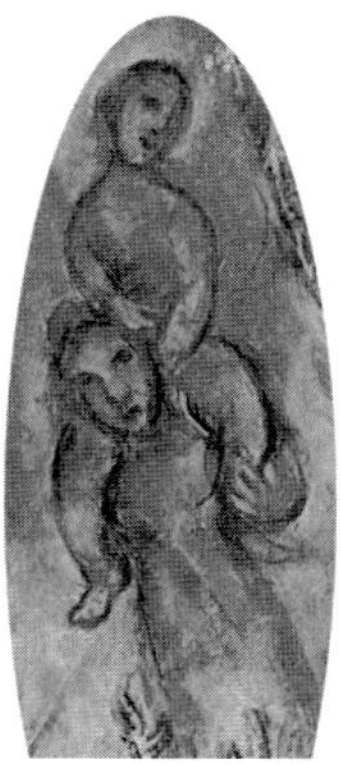
14

Nach Vergils großem Epos, der Aeneis, entkommt Aeneas aus dem Totaluntergang Trojas, seinen alten Vater Anchises auf den Schultern tragend, während sein Söhnchen Julus (für Vergils Rom-Epos der Eponyme des Julischen Geschlechtes bzw. Herrscherhauses: *C. Iulius* Caesar, Divus *Iulius* Augustus usw.) vor seinen Füßen herläuft (Aen. II, 70f. vgl. Homer: Ilias 20, 289 f.).

Für Chagall ist dieser Totaluntergang mit der Rettung eines Einzigen, mit dem eine neue Welt (nach der Aeneis:

die Welt Roms) beginnt, eine Parallele zum Sintflut-Totaluntergang und der Rettung →Noahs, mit dem auch eine neue Welt, die ›nachnoachidische Menschheit‹, beginnt.

Chagall vereinfacht die antike Darstellung, indem er Aeneas (wohl mit Julus auf den Schultern) als entkommenen Flüchtling zeigt *14, mit denen beiden auch die römische literarische Überlieferung den Neuanfang konstituiert. Chagall, dem Totaluntergang des osteuropäischen Judentums als ›einziger Überlebender‹ (»Ich bin letzter Zeuge«, (vgl. Gedicht »Tout seul«, Poèmes, S. 80f.) entkommen, sieht sich in dieser Linie: Noah, Aeneas, Chagall *128. →II BILD 4.

15

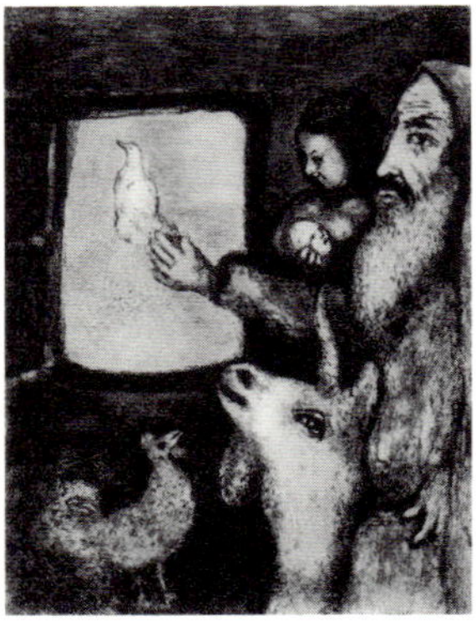

16

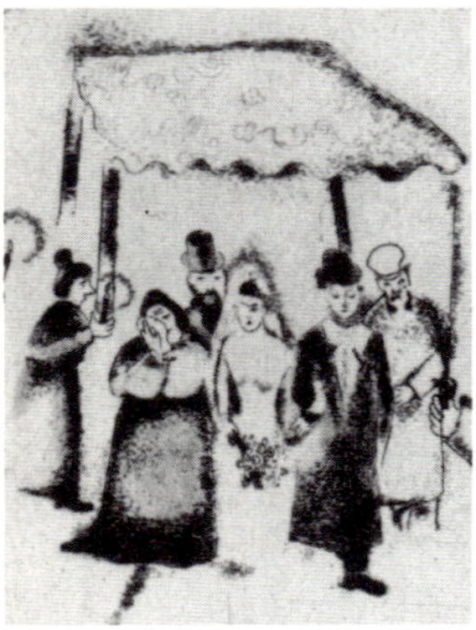

Akeda →Isaaks Fesselung

Androgyn

männlich-weibliche Gestalteinheit *9–13. →Adam und Eva →II BILD 1.

Arche

Rettungskasten des →Noah, in dem er nach biblischer Darstellung sich selbst, seine Frau, seine Söhne und Schwiegertöchter rettete. Chagall verzichtet auf jede phantastische Darstellung der Arche, zeichnet die Situation grundsätzlich (und kunsthistorisch erstmalig, in Gouache und Radierung von 1931) als →Interieurbild *15, wobei von der

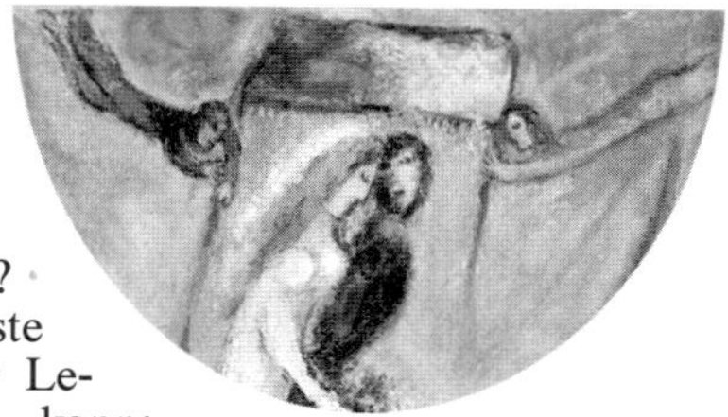
17

Arche nur die Deckenlinie eines Innenraumes und die Fensterleibungen erscheinen. Die Gruppe der geretteten Menschen reduziert er (aus bildtechnischen?, inhaltlichen? Gründen) auf die kleinste menschliche Gruppe, von der Leben noch einmal ausgehen kann: Mann, Frau und Kind.
BIBLE 2–5, KINDER …, S. 18–21, →II BILD 4.

Baldachin

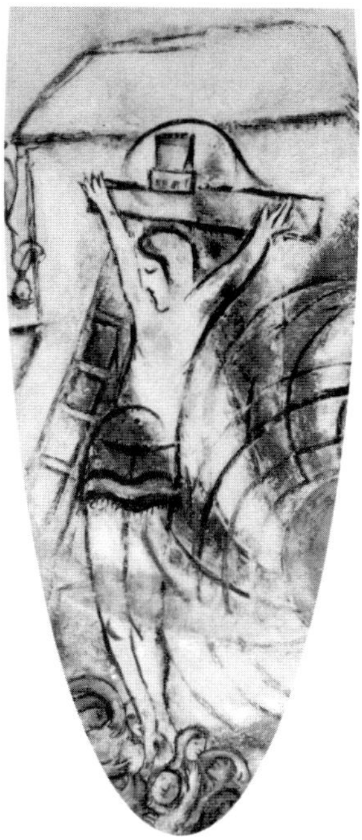
18

Chuppa, (Schalom-)Baldachin: möge euer Leben ›von oben‹ beschützt bleiben. Biblisch: ›Brautgemach‹ (Joel 2,16; Psalm 19,6, eschatologisch-kollektiv verwendet: Jesaja 4,5).
Jüdisch: Gerät für die Zeremonie einer jüdischen Trauung. Tuch (bei Chagalls eigener Trauung: rot, Mein Leben S. 120ff.), das an vier Stangen von Freunden des Brautpaares während der Trauung über ihnen gehalten wird *16. Bei Chagall manchmal ein (aus seinem ursprünglichen Trauungszusammenhang) verselbständigtes Bildzeichen. Oftmals von vom Himmel herabschwebenden Gestalten getragen *17, 18. (»Lichter der Hochzeit«, MBMC/D, Bild Nr. 40) →II BILD 1, 5, 9, 15.

19 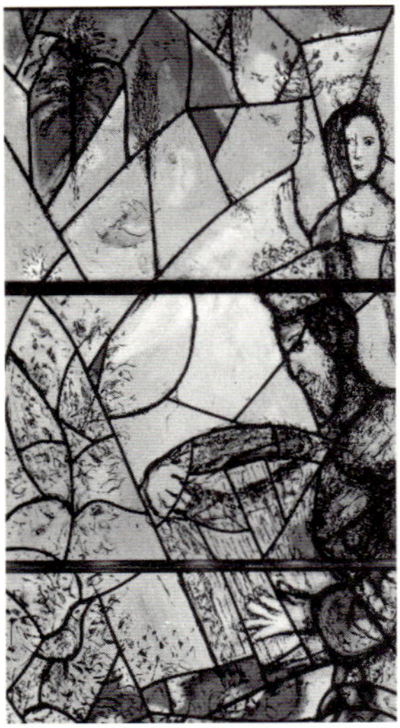

Bathseba

Lieblings-Frau Davids (2. Sam 11; 12, 1. Kön 1).
David gewinnt diese Frau unter schlimmen kriminellen Verkettungen. Sie ist die Frau eines (hethitischen) Offiziers, Uria, der unter dem Kommando von Davids General Joab am Belagerungskrieg gegen die Stadt Rabbat Ammon teilnimmt. Während er im Felde ist, ergreift David eine starke Leidenschaft zu Bathseba, der er nachgibt. Auf Davids Befehl hin stellt Joab den Uria an einen so ungünstigen Frontabschnitt, daß er im Kampfe fällt. Der Prophet Nathan zieht den König daraufhin zur Rechenschaft. Bathseba wird, nach den überlieferten Texten, zur bedeutendsten Frau Davids *19 und ist die Mutter Salomos (2. Sam 12).
BIBLE 69, 70, 75, →II BILD 5.

Baum der Erkenntnis →Paradies

20 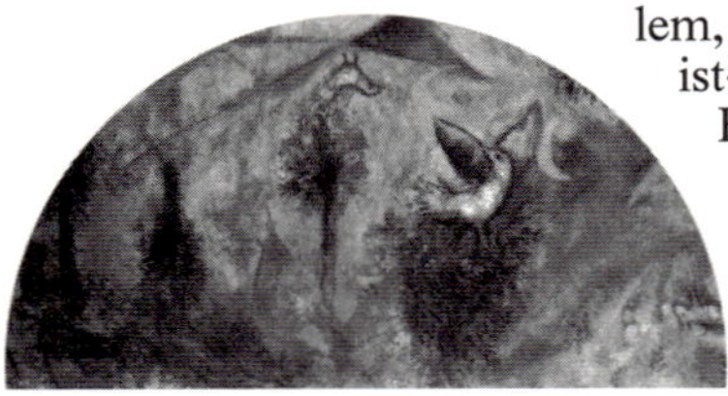

Buber: ›Baum der Erkenntnis von allem, wie es sowohl gut als auch böse ist‹ (MBuber, Bilder von Gut und Böse, S. 23f.). Hiermit ist der Versuch gemacht, die Bildsprache der Hebräischen Bibel auf ihren empirischen Wahrnehmungs-Ausgangspunkt zurückzuführen:
Das Wortpaar ›gut und böse‹ ist dann eine Ganzheitsbeschreibung (vgl. landauf, landab, in West und Ost u.ä.m.) für ›*alles*‹, wie es sowohl gut als auch böse ist‹. Gott bestätigt diesen Erkenntnisgewinn des Menschen:

»Siehe, Adam ist geworden wie unsereiner, erkennend (alles, wie es) gut und böse (ist)« (1. Mose 3,22).
Auf dem Vertreibungsbild BILD 3: von nun an erscheinen die Dinge so und so, so und entgegengesetzt, einmal richtig herum, einmal verkehrt herum *20.
Der Unterschied zwischen dem Gott der Schöpfung und dem Menschen als Geschöpf bleibt gravierend: Gott als der, der die gesamte Schöpfung in Polaritäten (Licht und Finsternis, Mann und Frau, gut und böse u. a. m.) geschaffen hat, steht außerhalb (›Dritter Ort‹) und kann diese Welt der Gegensatz-Spannungen (bei Chagall: einmal aufrecht – einmal auf dem Kopf *20) als Einheit sehen. Der Mensch aber (jeweils ausgetrieben aus ›seinem Paradies‹, einer verläßlichen, eindeutigen Welt), in die Lage gedrängt, ein Leben voller Gegensätze und Widersprüchlichkeiten erkennen und ertragen zu müssen, fürchtet, zwischen ihnen zerrieben zu werden, gerät in Angst und Panik und flüchtet sich in Verdrängungen oder Projektionen, um selbst nicht die seinem Selbstbild gegenüber polare oder ›dunkle Seite‹ in sich akzeptieren zu müssen. Eine solche Akzeptation aber bleibt die entscheidende Aufgabe für den Reifungsprozeß eines jeden Menschen →Schlange, →II BILD 2 und 3.

Behemoth

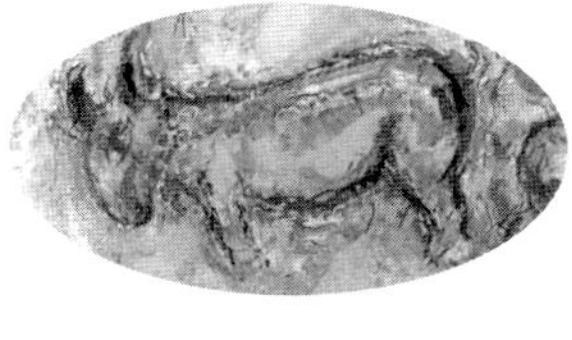

21

Legendär-mythologisches ›Trampel-‹ Tier *21 der jüdischen Überlieferung: Symbol für die verderbenschaffenden

22 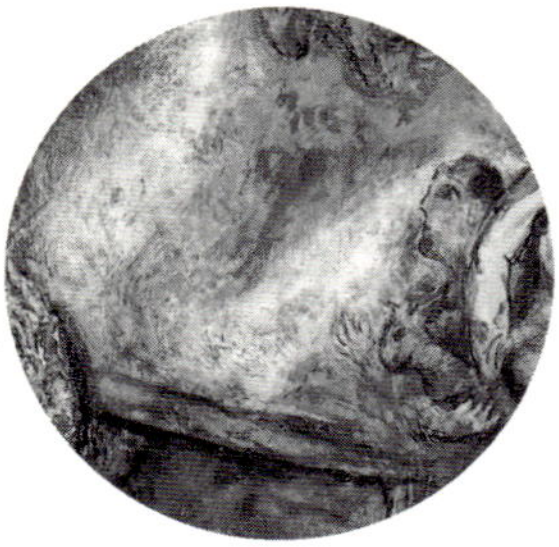

Mächte, die in den furchtbaren Geschichtskatastrophen manifest werden, wenn sie ganze blühende Kulturen ›zertrampeln‹ →Leviathan.
Die Ausleger denken an ursprgl. Krokodil oder Nilpferd, weil im Buch Hiob (40,15ff.) davon die Rede ist, daß es nach seinem Unheilswerk wieder in den Fluß zurückgeht, wobei das Wasser wie (eine Bugwelle? aus) zwei Silberbänder(n) *22 auseinandergeht (Hi 41,24). Die jüdische Legende kann es auch in der Wüste lokalisiert sehen, wo es angekettet steht und hin und wieder von Gott für ein Zerstörungswerk freigegeben wird (JL 3,1183) →II BILD 4.

Beide Seiten Gottes

In der jüdischen Tradition:
– einerseits die יהוה-JHWH-Seite Gottes, (gesprochen: HaSchem- oder Adonaj-Seite). Dafür kann auch stehen: rachamim- (d. h. Uterus), Erbarmens- oder mütterliche Seite des Gottes, der versprochen hat, ›gegenwärtig‹ zu bleiben, mitzugehen durch jede Wüstenzeit und durch jedes bedrohliche Meer, in jedes Liebesglück und jeden Erntesegen seines Volkes
– andererseits die אלהים-ELOHIM-Seite Gottes. Dafür kann auch stehen: Schöpfer-, din- (d.h. Ahndungs-) oder richterliche Seite des Gottes, der die Welt nach fehlerfrei funktionierenden Gesetzen geschaffen hat und der dem Menschen die Folgen seines (diesen Gesetzen nicht entsprechenden) Tuns nicht erspart, sondern einen Ausgleich

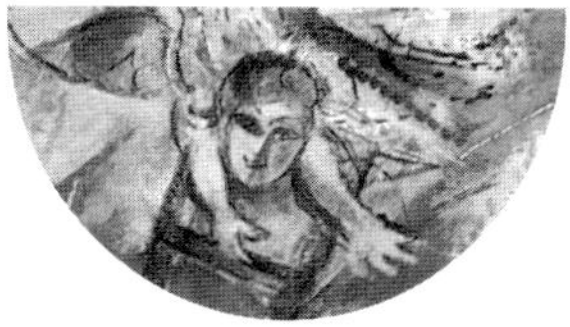

23

von Taten und Folgen bzw. Tun und Ergehen schafft.
Das Übergewicht der Erbarmens- gegenüber der Richterseite *23f. Gottes zeigt sich sehr deutlich in der berühmten »Ausrufung des Namens Gottes« in 13 Prädikaten, 10 erbarmenden, drei ahndenden in 2.Mose 34,6f.:

DU, Du-bei-uns
Gottheit
sich mütterlich Schwacher *erbarmend*
voll *Zuwendung*
geduldig mit uns
von großer *Freundlichkeit*
und *Treue*
der *Freundschaft* hält, endlos
der sich freut zu *vergeben,* wenn einer zurückkommt,
nachdem er den Weg verfehlt hatte,
oder nachdem er den Weg rebellisch verlassen hatte
oder nachdem er sich nur vom Wege verirrt hatte,
aber dabei anderen Leid und Schaden zugefügt hatte.
Folgenlos allerdings, *folgenlos läßt du nicht bleiben* Missetat und Leidzufügung,
sondern noch Kinder und manchmal Urenkel müssen die *Folgen spüren*
von der Verfehlung ihrer Eltern.

Die jüdische Tradition (Raschi z. St.) sieht diese 13 ›Middoth‹ ausschließlich als Attribute des Erbarmens und kann das Verhältnis von Ahndung zu Erbarmen im Anschluß an 2.Mose 20,6 als fast eins zu unendlich bestimmen.

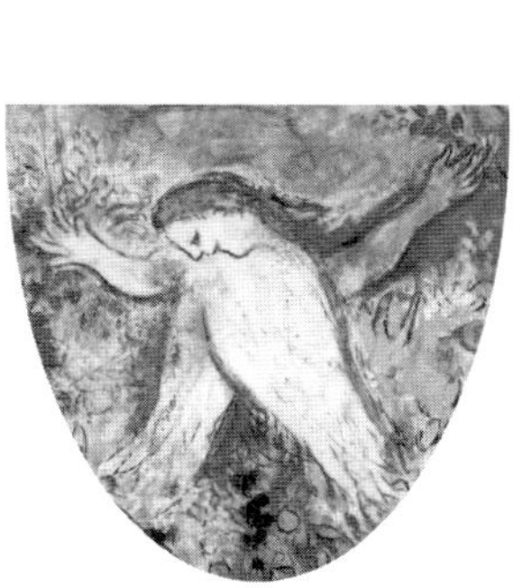

24

Die beiden Seiten Gottes von Chagall unterschiedlich gezeichnet: z. B. in Farbgebung (dunkler/heller Flügel, →II BILD 1, 5, 8, 10) oder Formgebung (Segensgebärde und Richterstab *24,

25a
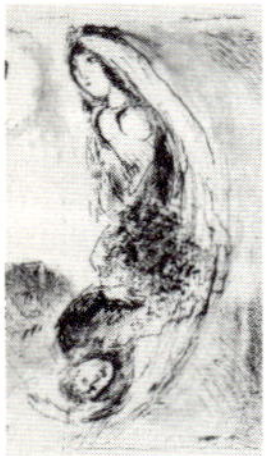

25b
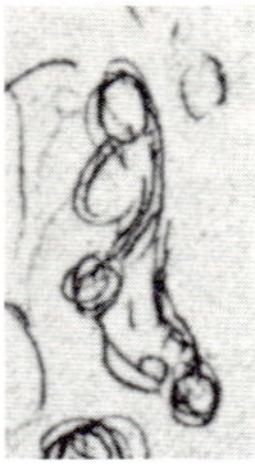

26
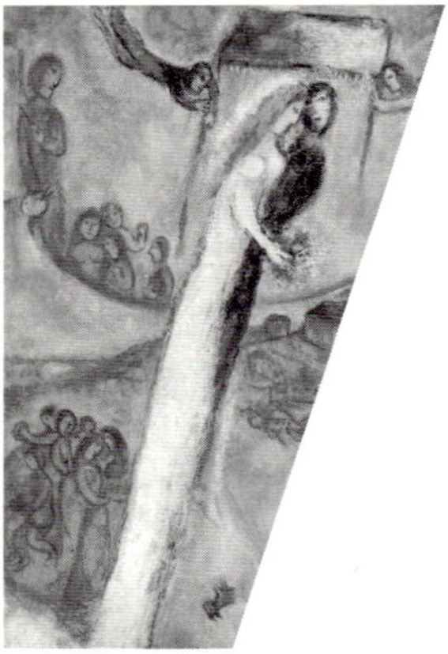

27
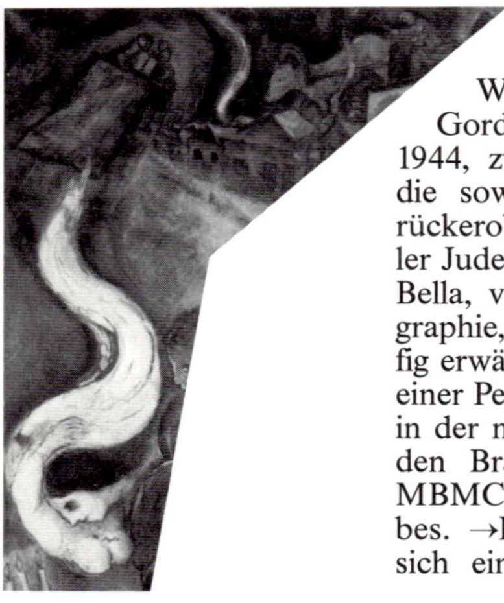

→II BILD 2, 3 →Vertreibung *173ff.; dunkles und helles Auge *23, →II BILD 4).

Beide Welten

Diese Welt und die andere, bzw. kommende Welt. →Engel.

Chagall vermag ›beide Welten‹ so miteinander zu verbinden, daß der Eindruck entsteht, beide seien gleich real. (Bidermanas/McMullen, S. 43) Bei Chagall ist das Übernatürliche natürlich (Guilleaume Apollinaire).

Bella

Erste Frau Chagalls, geborene Bella Rosenfeld (* 1895) aus Witebsk, Schauspielschülerin in Moskau, Heirat mit Marc Chagall am 25. 7. 1915. Gemeinsame Tochter Ida. Leben miteinander in Witebsk, Moskau, Berlin, Paris, Gordes, USA. Gestorben am 2. 9. 1944, zweieinhalb Monate, nachdem die sowjetische Armee Witebsk zurückerobert hat und die Ausrottung aller Juden dort dokumentarisch wird. Bella, von Marc Chagall in Autobiographie, Gedichten[20] und Bildern häufig erwähnt. Oft malt er sich mit ihr in einer Personeinheit *25. Seit ihrem Tod in der neuen Form der ›verschwebenden Braut‹ (»Die Seele der Stadt«, MBMC/D, Bild Nr. 42) *28, 27, 26, bes. →II BILD 15; Mehrfach findet sich ein verstecktes →Memorial für

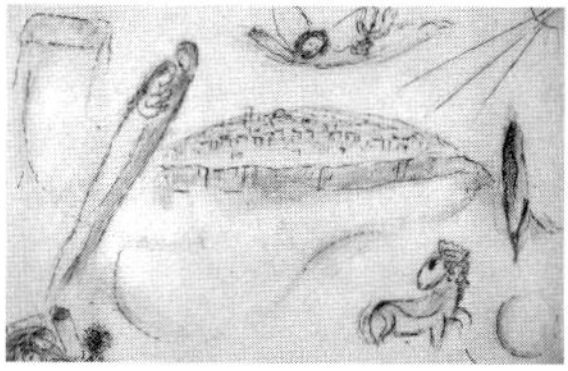

28a

Bella in der MESSAGE BIBLIQUE *102 →II BILD 1, 4, 15, 17.
Ein über die Maßen ausdruckstarkes Dokument für den Schmerz über Bellas Tod hat Chagall in der Vorstudie DN 1501 *28 hinterlassen. Dort fällt die tote Bella aus dem Brautbaldachin heraus, er selbst versucht, sie im Fallen zu halten. Ganz in der unteren Ecke liegt die gestorbene Bella an der Bildbasis hingestreckt, ein Blumenstrauß steckt in ihren erstarrten Händen. Er beugt sich über sie in einer anatomisch unmöglichen Verrenkung des Schmerzes. Um die beiden ist eine Torarolle abgerollt wie eine spanische Wand, die beide in ihrem Schmerz gegen den weiteren Bildraum abschirmen soll *28b.
Veröffentlichungen von Bella selbst: Brennende Lichter (Erinnerungen an die religiösen Feste in ihrem Eltern-

[20] Main froi
Du gejst zu mir mit lange hor
mit liebe, zappeldik, antkegn
un oign schenkstu mir a por
…
zum erschten mol zu dir gekumen,
a ganze nacht bai dir gelegn.
Lewane hobn wir varloschn
und angezinden weiße licht.
main liebe is zu dir geflossn
und ojfge'effent dain gesicht.

Du bist main waib, far mir geworn,
wi mandel siß ojf lange jorn.
es schenkt dain boich mir a matane –

a tochter schejn wie Rosch-Haschane.
a dank dir, Gott vun Aron-Kodesch
far jenem tog vun jenem Chodesch.
in: die golden kejt, H. 9, S. 7f.

Unter deinen langen Haaren
kommst du mir mit Liebe, zitternd,
entgegen und Augen, deine Augen
schenkst du mir
…
Zu dir kam ich das erste Mal
die ganze Länge einer ganzen Nacht.
Da haben wir das Mondlicht ausgelöscht,
die weißen Kerzen für uns angezündet.
Meine Liebe ist zu dir geströmt
und hat dich so offen zu mir gefunden.
Frau, meine Frau bist du für mich geworden
wie eine Mandel süß für lange Jahre.
Und dein Leib hat mir zum Geschenk gemacht
eine Tochter, schön wie ein Neues Jahr.
Dank dir, dir mein Gott, vor dem Tora-Schrein,
laß diesen Tag dieses Monats gesegnet sein.

28b 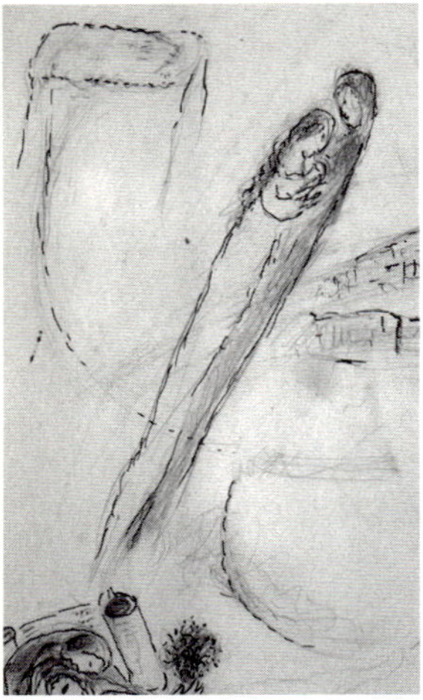

haus), Erste Begegnung (Erzählungen von ihrem Bekannt- und Vertrautwerden mit Marc Chagall) (beide im Original jiddisch, New York 1945; 1947; deutsch bei rororo Nr. 1223; 1630, beide von Chagall durchgehend mit Zeichnungen illustriert).

Beten in der Synagoge und daheim

Gebetszeiten: morgens (Schacharith), nachmittags (Mincha), meist zusammengelegt mit der Arawith, dem Abendgebet. Für einen vollgültigen Gottesdienst, bei dem auch das Kaddisch-Gebet (»Großgemacht und geheiligt werde sein großer Name in der Welt, die er nach seinem Willen schuf ...«) gesprochen und die Tora verlesen werden darf, ist eine Betergruppe von wenigstens zehn Personen (ein Minjan) erforderlich, in Ausdeutung von 4. Mose 14,27. JL 4/1, 204.
Zum Morgengebet ist es üblich, den →Tallis und an Werktagen zusätzlich die →Gebetsriemen *63 anzulegen.
Chagall notiert: Jeden Morgen ging mein Vater um sechs Uhr aus dem Haus, um mit den andern zusammen in der Synagoge zu beten oder im Lehrhaus zu lernen, ehe er an die Arbeit ging. Mein Leben S. 23, →II BILD 1.
Vielfache Darstellungen Chagalls zeigen den Vater oder die Mutter beim Gebet am Familientisch:
Die Mutter, die die Schabbatkerzen entzündet, den Lichtersegen gesprochen hat, mit vor den Augen liegenden Händen die Woche erinnert, vor sich hinsagt, was ihr durch den Sinn gegan-

gen ist mit ihren Kindern, ihrem Mann, ihren Eltern, Nachbarn und anderen *154. Der Vater, der den Kiddusch (den Heiligungs-Segen) über den Wein spricht, wie völlig versunken, die Gebetskippa nach oben hin offen, als ließe er die andere Welt jetzt in die Schabbatstube herein *29.
Literatur: Jakob JPetuchowski: Beten im Judentum; Abraham JHeschel: Der Mensch fragt nach Gott; Der Sabbat.

29

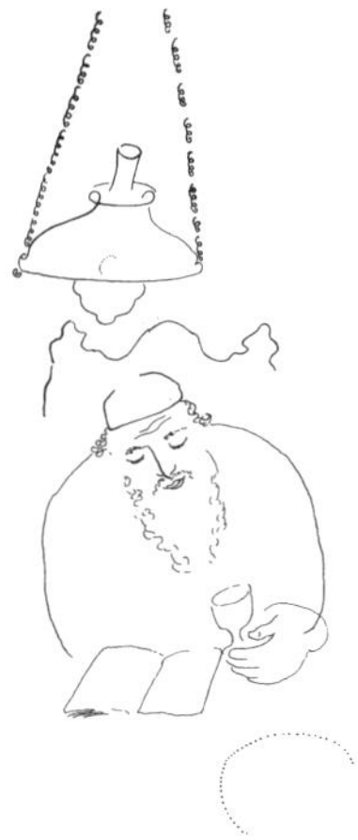

Betergruppen →Beten in der Synagoge

Bettler

Mann mit Schultersack und Wanderstab *30. Die Armut in manchem Stetl war mit der zunehmenden Industrialisierung groß geworden. Viele Juden mußten betteln gehen, um sich und ihre Familien durchzubringen (vgl. z. B. Roman Vishniac, Verschwundene Welt). Es ist abwegig, anzunehmen, daß Chagall hier an den ›ewigen, heimatlosen, Ashasver-Juden‹ (so manche älteren Kommentare) gedacht hätte. Für Chagall oft: Bettler, wie in der jüdischen Tradition, mit dem die Erde als Armer durchstreifenden →Elia identifiziert Mein Leben S. 40.
Über die Inhalte eines solchen Sackes, vgl. Isaac B. Singer, Jakob der Knecht, S. 239 →Flüchtling *60, →II BILD 4, 11, 15, 16.

30

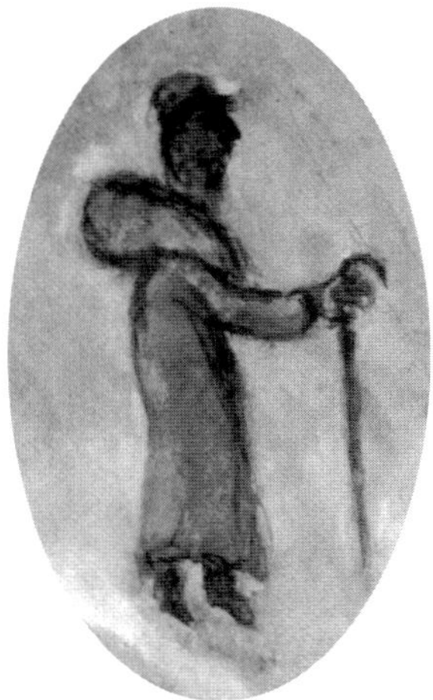

31

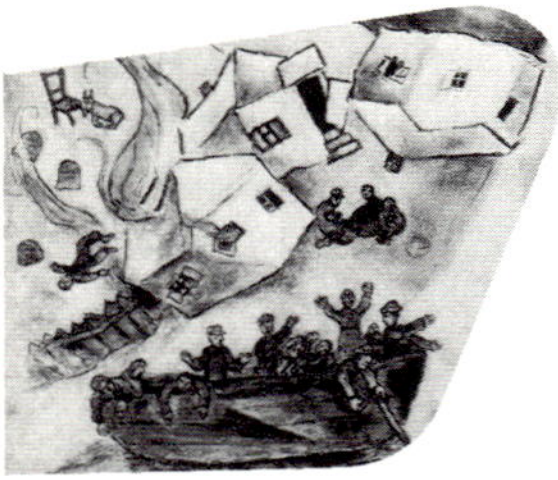

Boten →Engel

Brennende Häuser

Auf vielen Bildern Chagalls, besonders aus der Zeit um den 2. Weltkrieg herum, stehen brennende Häuser[21] oder Ortschaften unübersehbar im Bildzentrum.
Darüber hinaus gibt es auf anderen Bildern, z.B. in der Message Biblique dieses Thema oft nur an Bildrändern oder in Ecken eines Bildes (die in Buch- oder Bildreproduktionen leider häufig weggeschnitten sind). Aber auch sie gehören zu den »psychisch durchgearbeiteten Bildzeichen« Chagalls und sind für die Aufnahme eines Bildes durch den Betrachter von Wichtigkeit *31, 60, 64, →II BILD 3, 5, 11.

32

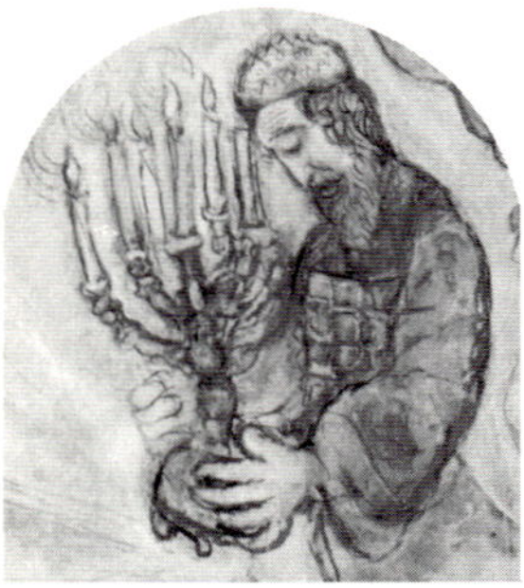

Brustschild Aarons

Nach 2. Mose 35,9 trug der Hohepriester bei seinem Dienst im Heiligtum einen Brustschild mit 12 Edelsteinen für die 12 Stämme Israels *32 (2. Mose

[21] Zi soll ich betn Gott, wos hot gefihrt main Volk zum fejer, zi soll ich moln ihm in bild vun flamm'?	Soll ich beten zu Gott, der mein Volk geführt hat ins Feuer ihn malen – auf einem Bild voller Flammen?
…	…
Zi soln maine oign klogn ohn an ojfher,	Soll ich mit meinen Augen ohne Aufhören trauern
di trern soln ojsgehn in an taich	solln meine Tränen auslaufen zu einem Teich?
ich wil nit zulossn main troi'er … Gedicht: Zu Jißroel, in: di golden kejt, H. 66, S. 90ff.	Ich will meine Trübsal nicht zulassen …

39,8ff.). Bei Chagall häufig ikonographisches Symbol *1, 2 für →Aaron. BIBLE 40, vgl. II BILD 10, 12.

Chanukkaleuchter

Leuchter mit acht Öllämpchen oder Kerzen *33 (und einer neunten, versetzten, von der aus die jeweiligen Kerzen angezündet werden). Traditionelles Symbol des achttägigen Chanukka-Lichterfestes im Dezember (25. Kislew/im Dezember). Erinnerung an den Freiheitskampf der Makkabäer gegen den Versuch des Alexander-Nachfolgers Antiochus Epiphanes IV., um 165 AC, zugunsten der *einen* ›griechisch‹ konzipierten Oekumene (mit einer Sprache, einer Kultur, einer Religion) die jüdische Religion zu beseitigen. Nachdem es den jüdischen Bauerntrupps (Judas Makkabaeus) dreimal gelungen war, die feindlichen Heere zu schlagen, gab Antiochus auf. Der Tempel wurde von der heidnischen Zeusstatue befreit und gereinigt. In den Verliesen des Tempels gefundenes Öl reichte gerade acht Tage, um die →Menora am Leuchten zu halten, bis neues Öl aus Galiläa herangeschafft worden war. Daher die acht Lichter am Chanukkaleuchter, dessen Symbolik als Freiheitszeichen darin zum Ausdruck kommt, daß jüdische Eltern vor ihren Kindern an jedem der Festtage ein Licht mehr entzünden bis hin zum achten Tag. Und an jedem Tag erzählen sie einen Teil der Makkabäergeschichte, wobei meist geschlossen wird mit refrainartigen Sätzen: »Deshalb habt nie Angst vor einem Tyrannen.

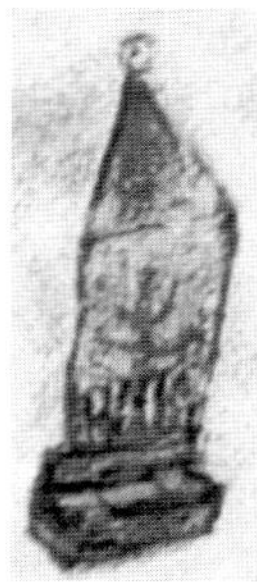
33

Leistet Widerstand, es lohnt sich, denn einmal hilft Gott uns doch dabei.« (»Die Weiße Kreuzigung«).

Chimie

Ein Schlüsselwort in Chagalls theoretischen Äußerungen über Kunstwerke. So kann er ›sein‹ Wort »chimie« einfach als Bezeichnung des persönlichen Stils eines von ihm bewunderten Künstlers verwenden. Dann scheint das Wort die Formalaspekte und die Farbsubstanz der Malerei zu umfassen, die Makrostrukturen und die Mikrostrukturen. Aber stets schimmert seine feste Überzeugung durch, daß Kunst emotional und organisch, nicht so sehr rational und mechanisch sein muß. Ein gutes Gemälde ist für ihn nie ein lebloses Objekt ... sondern Seele und Bedeutung befinden sich in jedem Quadratzentimeter Farbe, genau wie in jedem Takt einer Mozartschen Komposition ... »chimie« »... ist Teil der Persönlichkeit und des ethischen Charakters eines Künstlers«. (Bidermanas/McMullen, S. 25f.)

Construction psychique

Nach Chagalls eigenen Worten sein wichtigster Gestaltungsgrundsatz: »Ich versuche, Schichten seelischer Wirklichkeit (A) über eine riesige Brückenkonstruktion auf die Leinwand (B) zu transportieren und dort abzulegen.« *34a (FMeyer, S. 542ff.) »Ich töte jede

dekorative Regung, jedes Bildzeichen muß psychisch durchgearbeitet sein.« (Schmalenbach/Sorlier: Marc Chagall, S. 201). »Ich möchte mit jedem Bild den Dialog mit dem Betrachter eröffnen.« (FMeyer, S. 15).
Chagall, der vom Maler forderte, daß »er nur solche Bilder malt, die er in sich trägt« (SForestier, S.34), hat sich immer wieder Rechenschaft zu geben versucht über das, was er beim Malen empfand, ins Werk setzte und intendierte Mein Leben S. 100ff. Das zeigen seine Gespräche mit Apollinaire Mein Leben S. 113. FMeyer hat in seinem Standardwerk zu Marc Chagall viele solcher Äußerungen gesammelt (S. 15ff.). In den 50er Jahren findet Chagall dann den Begriff »construction psychique« und erklärt ihn zu seinem wichtigsten Gestaltungsgrundsatz (FMeyer, S. 542ff.).
Der diesem ›Produktionsvorgang‹ angemessene Rezeptionsprozeß *34b wird von WHaftmann als Evokation beschrieben: Sich einlassen auf ein Bild Chagalls (B') und warten, welche Schichten seelischer Wirklichkeit (A') bei mir selbst evoziert, aus der Tiefe heraufgerufen werden. (WHaftmann, Marc Chagall, 1975, S. 10f.).

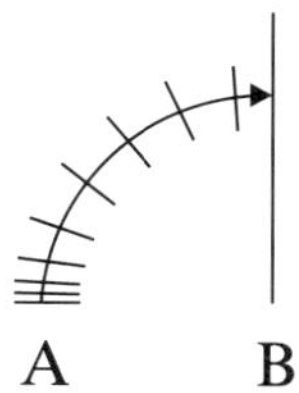

34a

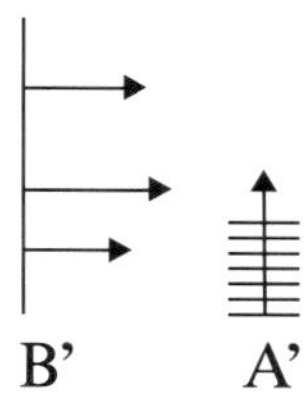

34b

David

Der bedeutendste und erste König Gesamtisraels (ca. 1000–960 AC), der Gründer einer Dynastie, die etwa 500 Jahre bestand. In Geschichte wie in Sagenbildung, an politischer und religiöser Bedeutung ist er die wohl glänzendste Gestalt der Bibel.

35

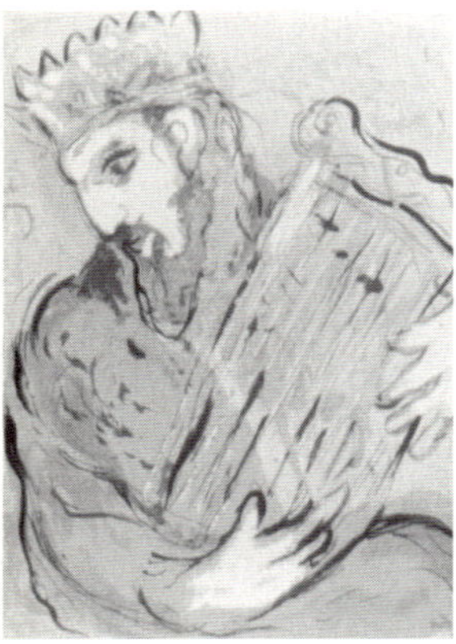

(1. Sam 16 – 1. Kön 2,11; 1. Chron 10–29). Berühmt durch
- seinen Aufstieg am Hofe Sauls (David-Goliath, 1. Sam 16–31)
- seine kriegerischen Erfolge in einer tödlichen Bedrohung Israels (2. Sam 2–5; 8–10)
- seine Friedfertigkeit und seine Rechtsetzung (2. Sam 5; 15–17)
- seine Bestimmung Jerusalems und des Zions zur Hauptstadt Israels und zum religiösen Zentrum mit dem Tempel (2. Sam 5 und 7).

Damit verschafft David dem von inneren Zerreißproben und äußeren Bedrohungen fast zerrütteten Volk zum ersten Mal eine staatlich gesicherte Stellung und läßt die bis dahin eher als ›Idee‹ zu bezeichnende Wirklichkeit Israel zu politischer Konkretion kommen.

Aber er ist auch berühmt durch das, was von ihm aus persönlichem Umgang und aus seiner religiösen Einstellung überliefert ist:
- seine Liebe zu seinem Freund Jonathan und zu Frauen (1.Sam 18–20; 2. Sam 1,17ff.; 1. Sam 18,17ff.; 25; bes. →Bathseba: 2. Sam 11f.; 1. Kön 1,1ff. *19
- seine Harfenlieder (2. Sam 1,19ff.; 6; 22; Psalmendichtung).
- besonders nachhaltig aber durch die ihm und seinen Nachkommen zugesprochene messianische Erwählung (2. Sam 7).

Mit ihr wird eine alle politischen Notlagen und schließlich sogar individuellen Verzweiflungen transzendierende Hoffnung darauf geboren, daß »einstmals« von der »Davidstadt« Jerusalem aus Gerechtigkeit und Friede für alle Völker möglich werden. Jes 2.

So ist David auch eines der häufigsten biblischen Bildzeichen Chagalls *35, 19, 36, 78, 97, 143 in sehr unterschiedlicher Farb- und Formgebung, sowie kompositorischen Zusammenhängen. Von Chagall oft mit seinen beiden Seiten, *35: der tatkräftig-kriegerisch-entschlossenen (hier: nach außen blickend, mit harter Zackenkrone) und der barmherzig-liebevoll-künstlerischen (hier: die in seinen Schoß gestellte Leier, mit weich geschwungenem Holzsteg), gezeichnet. BIBLE 60–64, 66–75, →II BILD 1, 5, 12, 17.

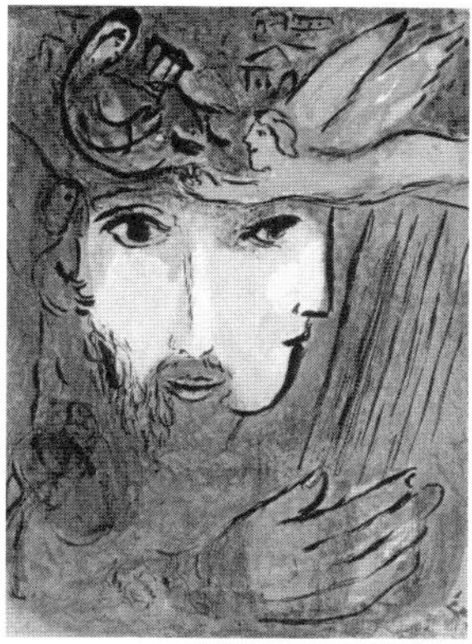

36

Davidsstern

Andere Bezeichnungen »Davidschild«, »Hexagramm«, »Siegel Salomos«. Bekannt seit der Bronzezeit. In der frühen islamischen Kunst verbreitet. Ab 1280 im Jüdischen nachweisbar. Im 14. Jahrhundert in der kaiserlichen Schutzfahne der Prager Judenschaft, dem »König-David-Banner«. Von dort aus wurde es langsam zu einem offiziellen jüdischen Emblem. Zionistisches Symbol seit der ersten Ausgabe von Herzls Zeitschrift »Welt« 1897. Wichtig für jüdisches Selbstverständnis durch Franz Rosenzweigs »Stern der Erlösung«; oft bei Chagall *37. (EJ III,696).

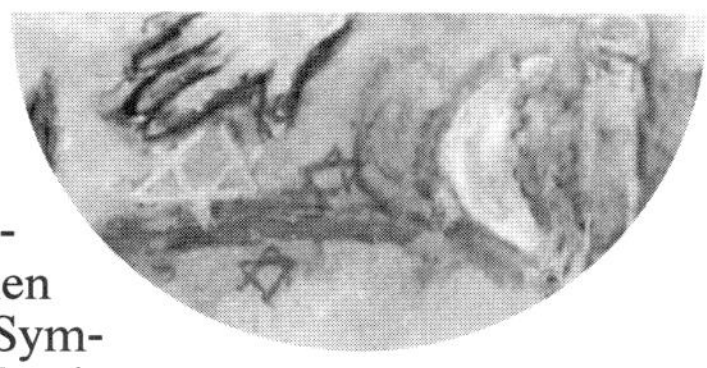

37

Deformation

Gestalterisches Mittel Chagalls, um ›über die Natur hinaus‹ (›surnaturel‹) die seelische Dimension sichtbar ma-

38

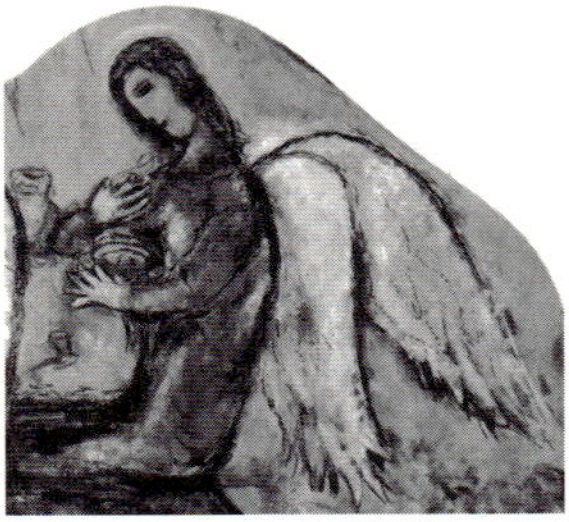

chen zu können (FMeyer, S. 46). Vgl. II BILD 6: Der Eine Engel und Abraham mit je sechs Fingern *38, 39, ebenso Abraham auf BILD 7 mit sechs Fingern *8 (»Selbstbildnis mit sieben Fingern«). Der Vater am Schabbattisch: Gebetskappe nach oben offen(!) *29,
Noah in der Arche: zweimal eine linke Hand *15.
Die Erschaffung des Menschen: Der Engel trägt den Menschen mit einer ›recht-linken‹ Hand →II BILD 1, *47, 155.

39

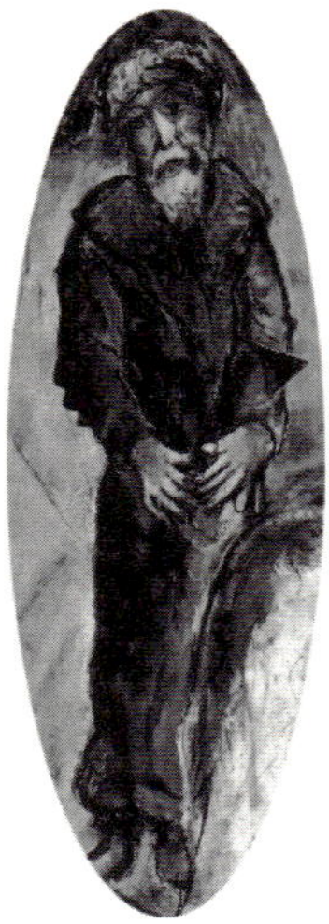

Diagonale

Häufig von Chagall verwendetes bildkompositorisches Gestaltungsmittel von rechts unten nach links oben *128, oder von links unten nach rechts oben *117, 160, →II BILD 1, 4, 7, 12.

Doppel-Jod: יי

Abbreviatur des hebräisch geschriebenen →Gottesnamens.
Dieses Zeichen יי wird von Chagall vielfach verwendet, entweder in der Buchstabenform oder in einer Art Verfremdung: als zwei →Mondsicheln in zunehmender (nach links geöffneter, der rabbinischen Schreibweise entsprechender) Form *40, 111a, b, oder, gespiegelt, in abnehmender (nach rechts geöffneter) Form *114f. Chagall kann auch eine Mondsichel und einen ›springenden Fisch‹ dafür setzen *113, →II BILD 8 und die Vorstudien DN 807–819; auch →II BILD 2, 9, 13.

40

Dwina

Hauptstrom, der durch →Witebsk fließt, in den sich die kleinere Witba, unterhalb der Uspjenskij-Kathedrale *181 (dem Hauptsymbol der Stadt Witebsk zur damaligen Zeit, das auch von Chagall häufig gemalt worden ist) ergießt →II BILD 17.

41

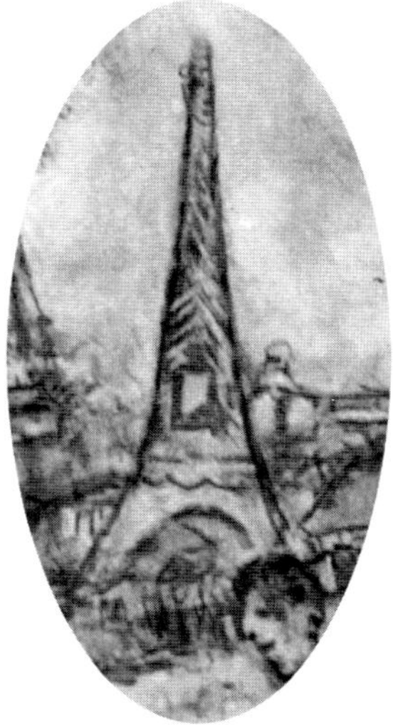

Eiffelturm

Geschaffen für die Weltausstellung in Paris 1889. Als Chagall 1910 nach Paris kommt, noch ein ganz neues überragendes Bauwerk.
Eines der häufigsten Symbole für Paris im Chagallschen Werk *41.

Elia

Früheste bedeutende ›Propheten‹-Gestalt des AT (1. Kön 17–19; 21; 2. Kön 1–2; Maleachi 3,23f.). In einer Hungersnot von Raben gespeist. Hilft der Witwe von Zarpat in der Hungersnot mit Nahrung und Brennholz, erweckt ihren gestorbenen Sohn zum Leben (1. Kön 17). Tritt gegen den durch die fremde Königin Isebel in Israel um sich greifenden Baalskult auf: Urteil auf dem Karmel (1. Kön 18). Einziger Prophet in der Hebräischen Bibel, der zu Gewaltmaßnahmen (gegen Baalspriester) aufgerufen oder selbst gegriffen hat, darauf verfolgt wird, flieht und in der Wüste sterben will. Er bekommt den Auftrag, bis an den Berg Horeb (Sinai) zu gehen, hat dort eine

42

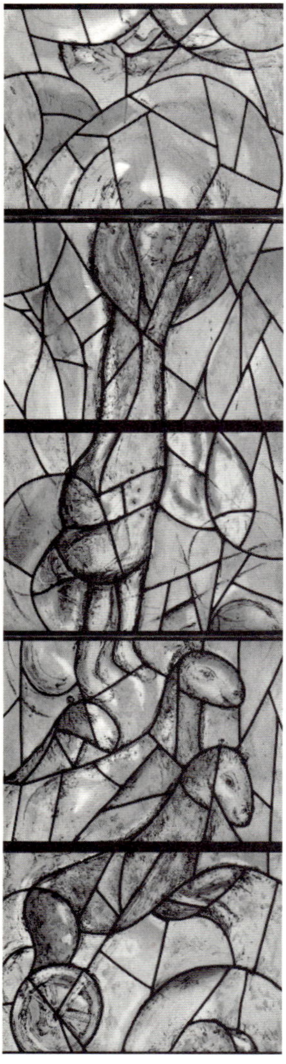

Gotteserscheinung und wird mit neuem Auftrag nach Israel zurückgeschickt (1. Kön 19). Wird schließlich in einem feurigen Wagen vor den Augen seines Schülers Elisa in den Himmel entrückt *42f. (2. Kön 2). So gehört er neben Mose zu den Gestalten des AT, die geheimnisvoll zu Gott aufgenommen worden sind. (Vgl. dazu 5. Mose 34,5, bes. Vers 6; auch im NT die Verklärungsgeschichte, wo neben Jesus plötzlich Mose und Elia auf dem Berge stehen: Mark 9,2–13 parr.).

In der jüdischen Tradition ist Elia in Erzählungen und Liedern eine der mit Liebe ausgemalten Gestalten: Er gilt als der, der ständig zwischen Himmel und Erde hin und her geht *44, meist als →Bettler verkleidet, den Armen hilft, für das Recht eintritt, sieht, ob er in die Häuser aufgenommen oder aber abgewiesen wird. So ist er Vorläufer des Messias, der im Himmel meldet, ob das Herz der Juden den ›Bettlern‹ gegenüber barmherziger geworden ist, ob man im Himmel das Kommen des Messias vorbereiten kann.

Ein schöner Eliastuhl steht bei der Beschneidungsfeier für ihn bereit; beim Sedermahl des Passahabends steht eigens für den Elia ein gefüllter Becher auf dem Tisch, ein Platz wird für ihn freigehalten und an einer bestimmten Stelle der Sederfeier wird die Tür geöffnet und werden Gebete gesprochen, die ihn einladen.

Die Himmelfahrt des Elia ist von Chagall ganz unterschiedlich gestaltet:

Wo ihm die Vertikale vorgegeben ist (Zürich, Fraumünster), erhebt sich Elia auf dem Wagen senkrecht nach oben *42;

wo, wie auf der Mosaikfläche in Nizza, das Quadrat die Formgebung bestimmt, fährt Elia durch das Zentrum, dh. die Kuppel des von Zodiak-Motiven gebildeten Sternkreises empor *43.
(Literatur, besonders anschaulich: Bella Chagall, Brennende Lichter, S. 174–211).
Von Chagall häufig ins Bild gesetzt.
BIBLE 83–89, »Über Witebsk« *44; »Der Geiger (1912)« »Elia-Fenster« in Zürich; »Elia-Mosaik« in Nizza.

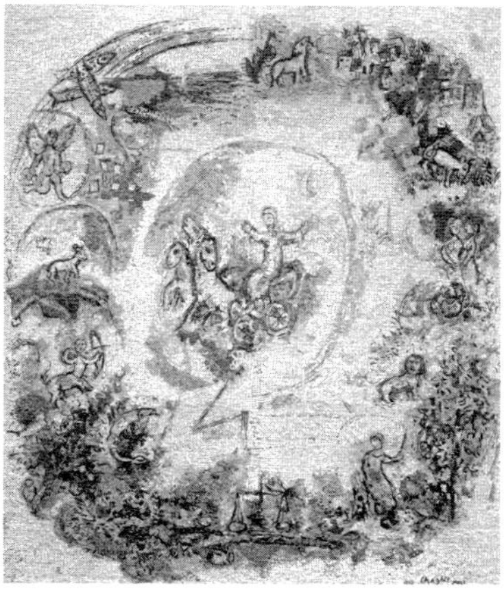
43

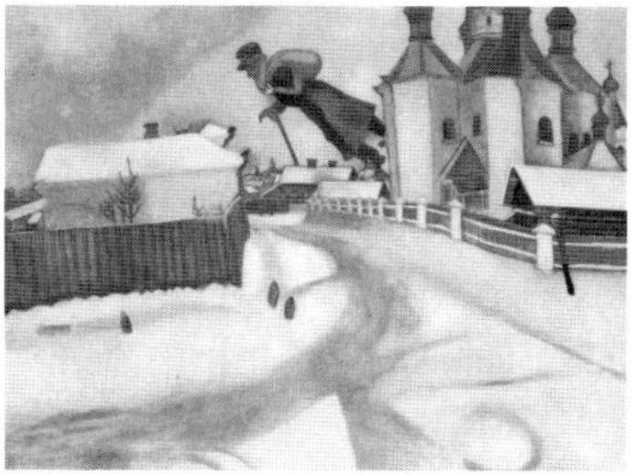
44

Elternhaus

Chagalls Elternhaus *45f., 182, 185, wie es – nach dem Brand seines Geburtshauses – auf der Neustadt-Seite der Dwina in der Pokrowskaja-Straße (seit 1992 wieder dieser Straßenname) stand, hat mit seinen Ziegelsteinmauern die 90%-Zerstörung von Witebsk im 2. Weltkrieg überstanden, nur ist aus der ehemaligen Haustür ein Fenster gemacht worden. Dieses Elternhaus ist auf zahllosen Bildern Chagalls eindeutig zu erkennen: Es ist (fast) immer von der Straßenfront her gezeigt mit einer offenstehenden Tür und dem Ladenschild seiner Mutter darüber, nach rechts neben der Tür (meist) drei Fenster, wie es auch der realen Hauswand entspricht, vgl. II BILD 1, 2, 17.

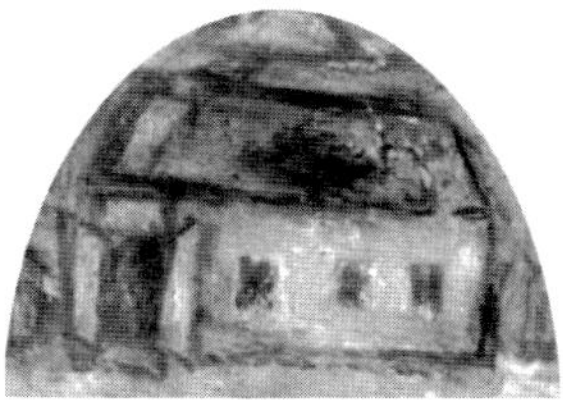
45

46
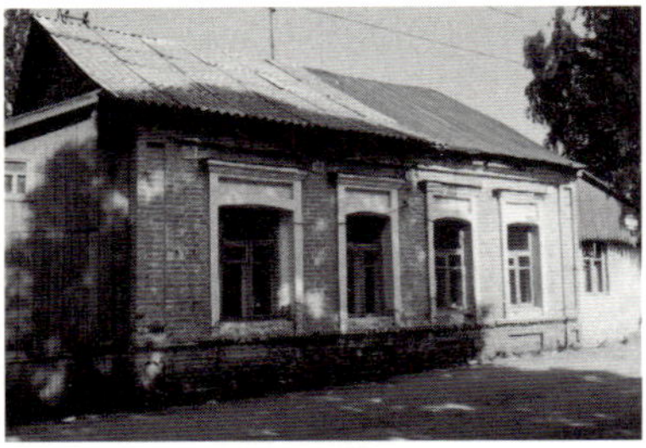

47
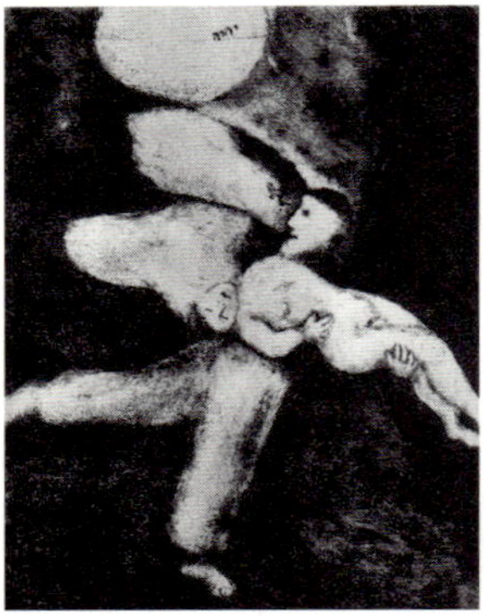

48
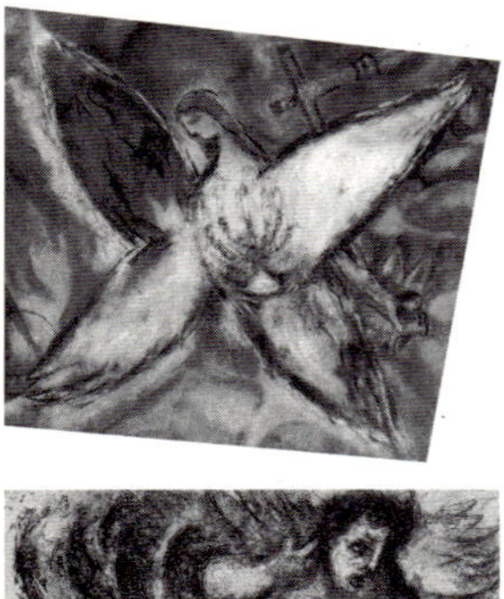

49
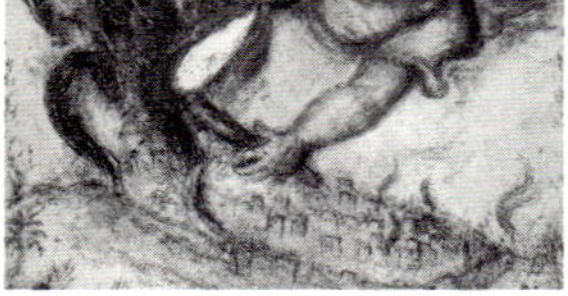

Engel →Vertreibung

Das häufigste unter allen Bildzeichen Chagalls überhaupt *47–52, vgl. auch *23f., 28, 38, 80–90, 95, 134, 155, 173–175, 179f., 143f., 157. Oft sind bei Chagall Engel, oder synonym dafür Vögel, Bildzeichen für die Wesen, die zwischen →beiden Welten hin und her›gehen‹ können, vgl. *86 und 88 mit 87. →II BILD 4!, 17. Oft Zeichen für die (geheimnisvolle) ›göttliche Gegenwart‹, Gott.
Früheste Notiz bei Chagall: mysteriöse Engelbegegnung in seiner ersten Zeit in St. Petersburg. Mein Leben S. 81f.
In der jüdischen Lebenswelt: Segen über die zwei an jedem Schabbat eintretenden Engel. Diese beiden Engel noch in Chagalls Glasfenster des siebenten Schöpfungstages (= Schabbat) des Museums in Nizza.
Die Hunderte von Engeln im Chagallschen Werk sind mit immer neuen Farb- und Formeinfällen, sowie in jeweils aus dem Bildzusammenhang zu erhebenden Funktionen von Chagall erarbeitet, erfunden, imaginiert worden – meist mit ihrer dem Menschen hilfreichen, beauftragenden oder sinnstiftenden, aber andererseits auch mit ihrer richtenden und bedrohlichen Funktion. Vgl. dazu »Der Engelsturz« (Basel). 1923 (nach Lenins Tod), 1933 (NS-Herrschaft in Deutschland), 1947 (nach Bellas Tod und der Shoah).
(Vgl. zu den Engeln →II BILD 1, 2, 3, 5, 6, 7, 8, 9, 10, 11, 12, 13, 14, 15, 16).
Grundsätzlich steht ›Engel‹ bei Chagall für Begegnungsmöglichkeit mit dem ›Drüben‹: ›Unsere Welt‹ ist also zur

›anderen Welt‹ hin nicht abgeschlossen. Die Welten sind durchlässig zueinander, wenn wir sie nicht verschließen. Diese ›andere‹ Welt, das ›Drüben‹, kann bei Chagall dreifach verstanden werden: als Welt Gottes, als Welt des jeweiligen anderen (mir schicksalhaft verbundenen bzw. begegnenden) Menschen, als Welt meiner eigenen Tiefenschichten mit ihrer seelischen Wirklichkeit. Immer geht es darum, offen zu bleiben für Begegnung. Zu Chagalls eigenen Worten vgl. die Zusammenstellung bei FMeyer, S. 15f.

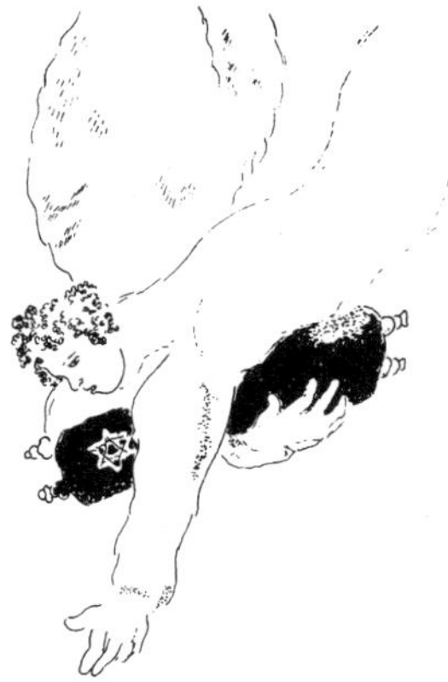
50

Das Wort »message«, mit dem Chagall das von ihm als Zentralwerk seines Lebens bezeichnete Museum der Message Biblique Marc Chagall betitelt hat, gibt neben zahllosen anderen Indizien aus seinen Reden und Bildern (vgl. die letzte Lithographie vom März 1985) einen Hinweis auf sein eigenes Selbstverständnis.

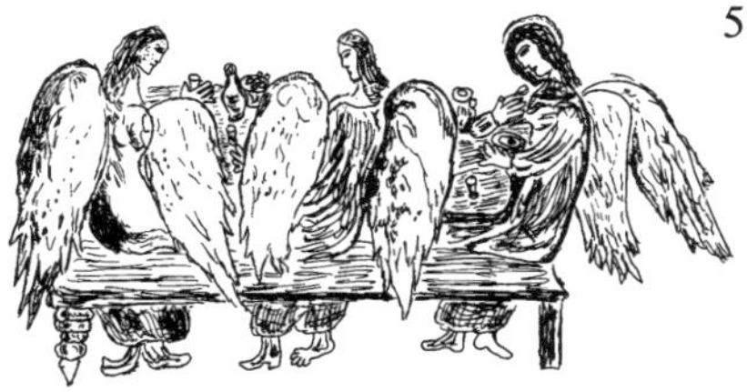
51

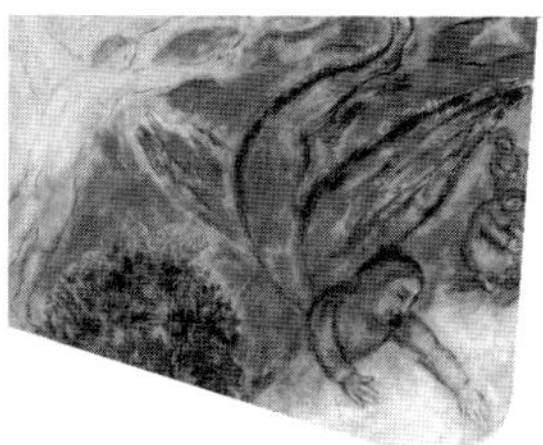
52

Erschlagene

Erinnerungen an Verfolgungen, Pogrome, Holokaust sind in vielen – oft sehr ›schönen‹ – Bildern Chagalls zu finden *31, 53, 60, 64, 77f., 94, 120–122. Sein Grundsatz, man muß zu jeder Aussage eine Gegenaussage setzen, verhindert, daß er in einer Illusionspoesie der Farbe die Wirklichkeit seines persönlichen Schicksals und das seines jüdischen Volkes oder das der Welt drohende Schicksal vergißt →II BILD 1, 4, 5, 10.

Esther

53 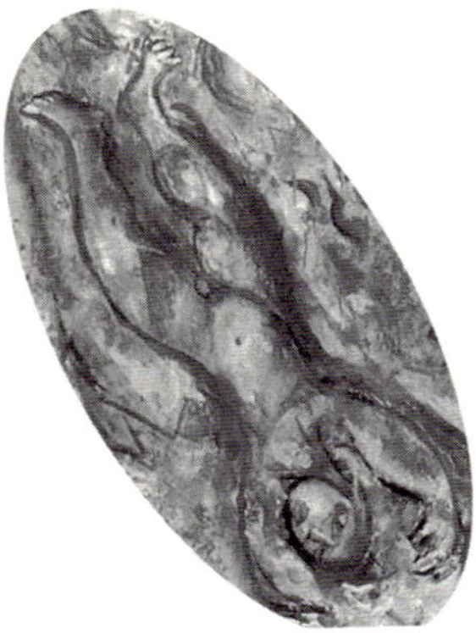

Königin Esther, der zu Ehren das jüdische Volk seit ca. 2400 Jahren das Purimfest feiert, an dem die Esther-Rolle (das Buch Esther) gelesen wird: Als ein persischer Minister ca. 400 Jahre AC seinen König überreden wollte, alle Juden im persischen Reich zu töten, gelang es der klugen Königin Esther (mit Hilfe ihres Onkels Mordechai) diesen bösen Rat zu vereiteln. Purim: Losfest, weil ein Los geworfen wurde, um den Tag des Massakers zu bestimmen. Sehr fröhliches, fast ausgelassenes Fest (vor allem der Kinder) im frühen Frühjahr (14./15. Adar/etwa Februar), ähnlich wie Fasching mit Rasseln, Masken, Küchle, Purimspielen.

Eva Frau Adams →Adam und Eva

Evokation →Construction psychique

Exodus

Die biblische Tradition vom Auszug (griech.: Exodus) Israels aus Ägypten wird als das »Urdatum der Geschichte Israels« bezeichnet. Hiermit wird die Kategorie Israel in der Völkergeschichte politisch oder sozial konkret.
Es gibt kein anderes innerhalb aller biblischen Themen, das so häufig und so

durch fast alle biblischen Schriften aller Zeiten und ihrer unterschiedlichen literarischen Formen hindurch erwähnt wird: in Kultrufen, Bekenntnissätzen, Liedern, Psalmen, Gesetzesbestimmungen, Geschichtssummarien oder -epen, prophetischen Verheißungen oder Gerichtsworten.
Aber kaum eine dieser vielen Stellen gleicht der anderen. Jede Generation mußte Exodus so aussprechen, wie es ihrer Exodus-, Vertreibungs-, Exils-, Deportations-, Auswanderungs-, oder Pogromerfahrung entsprechend nötig war. Und das geht über die biblischen Schriften hinaus durch die jüdische Geschichte so weiter. Vgl. die Pessach-Hagga.
Auch bei Chagall finden sich völlig neue, erstmalige Ausdrucksformen für das Thema Exodus, wenn er z. B. Mose auf dieser Seite des Schilfmeeres (neben den Ägyptern) stehen läßt, während sein Volk schon das jenseitige Ufer erreicht. »Der Zug durch das Rote Meer« MBMC/D, Bild Nr. 32 *54, 55, →II BILD 10.

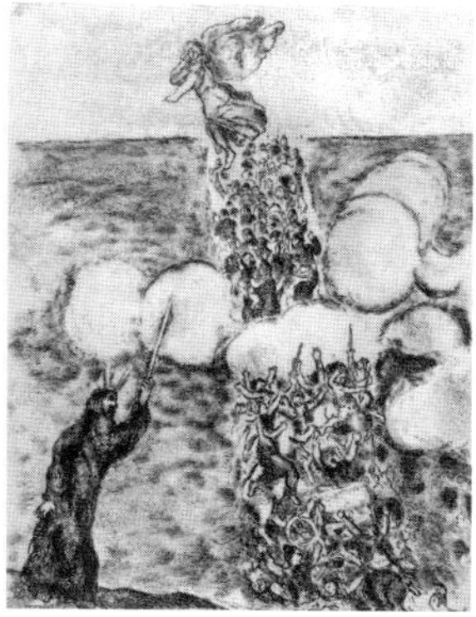

54

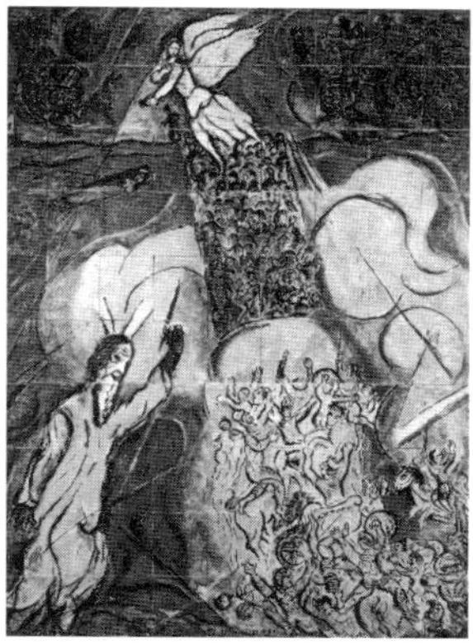

55

Ewiges Licht →Ner tamid

Farben auf den 17 Bildern

Die oft gestellte Frage, ob Chagalls Farben einen Zusammenhang mit konventioneller Farbgebungstradition haben, sei es im symbolischen Sinne (etwa mittelalterlicher Observanz oder volkstümlicher Naivität), oder ob sie einer bestimmten Farbenlehre zuzu-

56

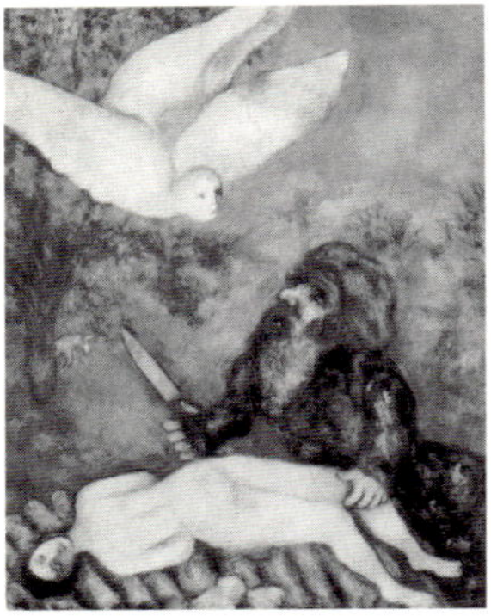

57

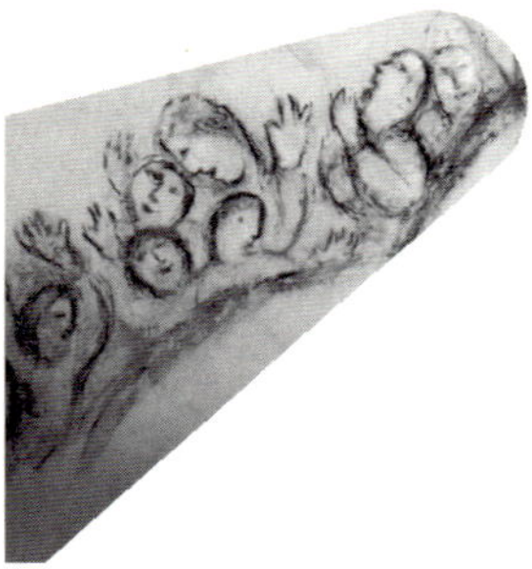

ordnen sind, kann vollständig verneint werden.
Für ihn ist immer die in ihrem Selbstwert und Zusammenklang mit anderen Farben gesetzte Farbe das Element, von dem her er seine Bilder zunächst entwirft. Weder hat er unter dem Zwang des Kubismus je die Farbe aufgegeben, noch hat er der Farbe zuliebe auf kreatürliche Gestalten verzichtet. Sehr zugespitzt ausgedrückt läßt sich für einen Zugang zu den Bildern sagen, daß Chagall in die fertige Farbfläche, das ›Farbbett‹ hinein Figuren malt bzw. zeichnet, was sich bei einem genauen Hinsehen auf die Bilder oft leicht erkennen läßt.

> Man könnte meinen, ich hätte schon im Mutterschoß die Farbreinheit der Blumen bemerkt … Ich weiß nicht, ob die Farbe mich erwählte oder ob ich sie erwählte, aber von Kind an war ich mit der Farbe im Reinzustand verheiratet.
> (Bidermanas/McMullen, S. 24).

> Für Chagall war vor allem die Organisation der Bildoberfläche wichtig … Wenn er spürte, daß es für das Gleichgewicht eines Bildes einfach notwendig war, an einer ganz bestimmten Stelle einen roten Fleck anzubringen, auch wenn er dies nicht immer begründen konnte, dann dachte er …, warum sollte dieser Fleck nicht die Form eines Tieres annehmen, einer Kuh, zum Beispiel, und warum sollte diese Kuh nicht Geige spielen dürfen?
> (Sorlier, S. 144).

Im Zyklus der BIBLISCHEN BOTSCHAFT lassen sich zu den *groß-*

flächig gewählten Farbwerten in beschränktem Umfang inhaltliche Zuordnungen finden:
Grün ist dominant auf den Bildern, die inhaltlich die sog. biblische ›Urgeschichte‹ – die Texte mit Erfahrungsthemen für *alle* Menschen – repräsentieren (vgl. II BILD 2–5: Paradies, Vertreibung, Sintflut, Welt unter dem Bundes- (bzw. ›Regen‹-) Bogen Gottes. Eine *ganz andere* inhaltliche Zuordnung für Grün ist in vielen Gesichtern mit dem *›enthusiasmierten‹* (von griech.: en-theos, ›in Gott getauchten‹) Grün zu erkennen: Immer wieder sind Menschen so gekennzeichnet, in denen »die ›beiden Welten‹ zu einer Einheit kommen«, die ›Frommen‹, ›Bewährten‹, die ›ganzen Menschen‹. Betont z. B. Noah auf →II BILD 4, 5, Mose auf →II BILD 1, aber auch in Marginalien, wie Abraham auf →II BILD 6, in der Kreisform rechts oben. Dabei ist es ganz gleich, ob es bestimmte Personen der Bibel sind oder Menschen aus dem Erfahrungsraum Chagalls: »… Mein Onkel spielte Geige wie ein Schuster«, aber »der Großvater hörte ihm zu und ging hinüber in die Welt der Träume …, mein Kopf schwebte leise durchs Zimmer …, die Decke wurde durchsichtig, Wolken und blaue Sterne kamen herein.« (Mein Leben, S. 20). Vgl. »Der Geiger« von 1912/13, 1923, »Der Engelsturz« in der Fassung von 1947, auf →II BILD 7 der ›Kreuzträger‹, auf →II BILD 11 rechts oben, wie auf BILD 15 ein ›Flüchtling‹.
Rot ist als Farbtotale unter den 12 Bildern des Hauptsaales nur einmal zu finden auf →II BILD 6. Es hinterlegt und bestimmt die biblische Szene, in der die ›himmlische Welt‹ sich mit der

irdischen in einer äußerst gewagt formulierten Dichte verbindet: Gott mit seiner Liebeszuwendung zu Abraham, der mit dem Prädikat »mein (mich) Liebender« (Jesaja 41,8) in der Bibel besonders herausgehoben wird →Abraham, →Isaaks Fesselung.

Dieser inhaltlichen Qualifizierung entspricht auch der Zyklus der fünf Bilder zum Hohelied der Liebe Salomos, die ebenfalls ausnahmslos in monochromem Rot, in jeweils unterschiedlichen Farbnuancen, gemalt sind.

(Gold-)Gelb ist nur auf einem einzigen Bild, →II BILD 12, den ganzen Bildraum überstrahlend gewählt: Inhaltlich drückt es das Ereignis aus, daß Mose in den Raum der sonst dem Menschen unerträglichen und daher unnahbaren ›Lichtglanzherrlichkeit‹ (Kawod) Gottes hineingerufen worden ist, um von dort die Tafeln mit den Lebensweisungen für alle Generationen zu empfangen.

So sind Rot und (Gold-)Gelb als die beiden Farben der Offenbarung Gottes auch in anderen Bildern des Zyklus inhaltlich wiederzufinden: vgl. II BILD 1, 5, 6, 7, 8, 10, 11.

Blau ist in seiner Primär-Erfahrungsqualität gewählt für die Fläche des Himmels (→II BILD 8) und die des Meeres (→II BILD 10). Dabei handelt es sich jeweils um die von jedem Menschen zu machende Erfahrung unserer räumlichen Begrenzung durch die Wasserfläche oder das Firmament, woran sich immer wieder die (oft spekulative) Frage nach dem Darüberhinaus anschließt: »Was mag dahinter sein?«

Im Sinne dieser ›überschreitenden‹, transzendierenden Frage des Men-

schen hat Chagall auch die zeitliche Dimension mit ihrem Begrenzungscharakter und dem sich anschließenden ›Transzendierungswunsch‹ (»Wenn man einmal den Vorhang der Zukunft zurückziehen und dahinter blicken könnte!«) verbunden:
Das einzige, zugleich das zentrale Bild des gesamten Zyklus in Blautotale ist →II BILD 9, auf dem Chagall die ganzen Räume der Jakob-Israel-Geschichtserfahrung mit dem dauernden Kampf gegen das Unheimliche in der Welt inszeniert hat: angefangen mit dem ›Jakobskampf‹ aus 1. Mose 32 bis hin zu dem Panorama eines menschenleeren, ausgemordeten Witebsk, über dem er den Jakob-Israel-Kampf mit dem Unheimlichen *90, stattfinden läßt.
Folglich kann man betonte Blauflächen an bestimmten Stellen dieses Zyklus auch als Farbgebung der ›geschichtlichen Dimension‹ verstehen. Das zeigt sich besonders eindrücklich auf →II BILD 4 (vgl. auch BILD 1 und 10), wo die Linie →Noah, →Aeneas, Chagall als blaue Diagonale *128 durch das – im übrigen zu den ganzflächig grünen gehörende – Bild hindurchzieht.
Weiß ist oft wie eine Farbe der ›Epiphanie‹, der göttlichen Erscheinung, zu verstehen. (Vgl. II BILD 1, 2, 3, 6, 8, 9, 10, 17).
Es ist fast überflüssig zu betonen, daß diese Farbzuordnungen nicht gelten, wo in einem Blumenstrauß, den Kleidern einer Menschengruppe u.ä. diese Farben auftauchen.

Fesselung Isaaks →Isaaks Fesselung

58
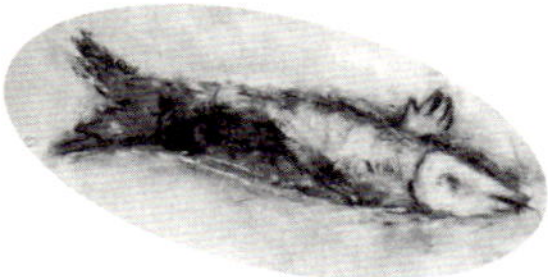

Fisch

Bildzeichen, das je nach dem Zusammenhang (oder der Formgebung) unterschiedliche Bedeutung haben kann.
Biblisch: Tiergewimmel des fünften Schöpfungstages in den für den Menschen unzugänglichen Tiefen der Meere: ›geheimnisvolle (Mächte der) Tiefe‹, Fülle, Vermehrung.
Im Jüdischen Traditionskreis: Schabbatspeise (›gefillte fisch‹ *154); der große Fisch, →Leviathan *58f.
In Chagalls Biographie: Hauptprodukt, mit dem Chagalls Vater als Lagerplatzarbeiter in einer Fischhandlung zu tun hatte.
(Vgl. II BILD 1, 2, 3, 4, 10).

59
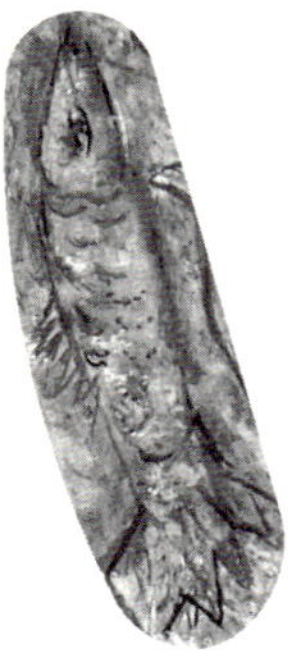

Flüchtling

Mann mit Schultersack und Wanderstab *60, →Bettler. Chagalls Jugendzeit ist überschattet von den seit der Ermordung des Zaren Alexanders II. 1881 über den jüdischen Ansiedlungsrayon in Rußland hinweggehenden Pogromen. Vgl. II BILD 11, 15, 16.
Den Inhalt eines solchen Sackes beschreibt Isaak B. Singer in »Jakob der Knecht« anschaulich S. 239:

> Jakobs Blick streifte den Sack, in dem er Gebetsschal und -riemen, ein paar Bücher, ein Exemplar des →Pentateuch, einen Band des Talmud und ein Gebetbuch verwahrte.

60
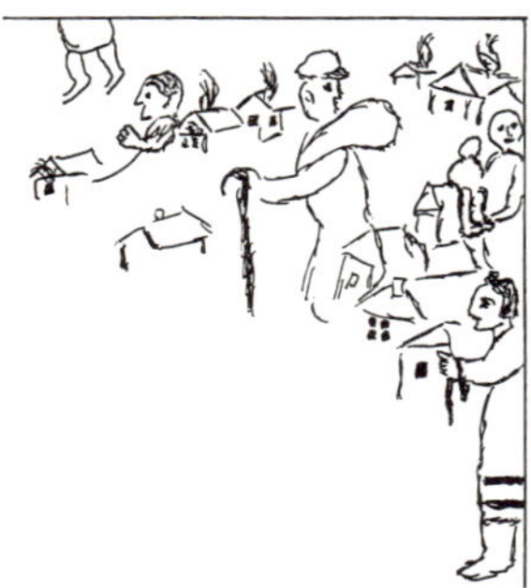

Gebetbücher

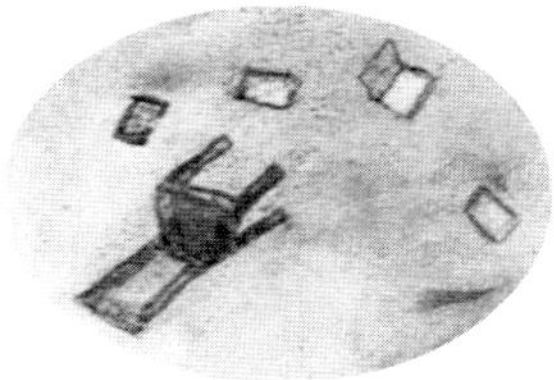
61

Sehr genau beschreibt Chagall die Gebetbücher *61 seiner Eltern: der Vater machte die Gebetbücher der Familie am Nachmittag zum Schabbat-Gottesdienst zurecht. »Das Gebetbuch meiner Mutter hatte viele gewellte Seiten, weil sie so viel hineingeweint hatte.« Mein Leben S. 37f. *62. (Vgl. II BILD 1, 4, 7, 11, 13, 16, 17, »Die Weiße Kreuzigung«).

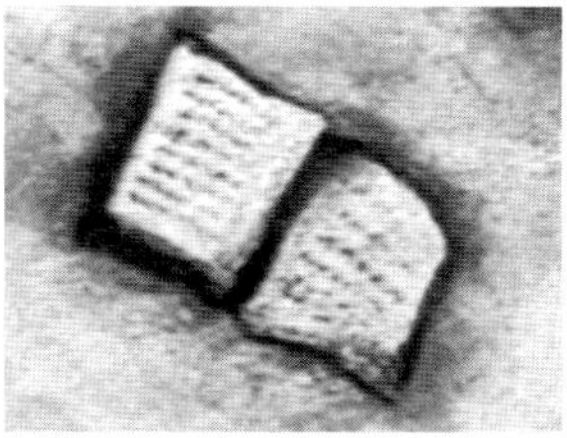
62

Gebetsriemen und -kapseln (Tefillin)

Gebetskapseln an Lederriemen (nach der Vorschrift von 2. Mose 13,9, 5. Mose 6,8) beim Morgengebet an Werktagen, von denen die eine vor der Stirn, die andere in der linken Ellbogenbeuge, gegenüber dem Herzen, getragen wird. Von Chagall häufig gezeichnet. Dabei meist nur die leicht zu erkennende vor der Stirn *63 (besonders auffällig bei Darstellungen des Gekreuzigten, z. B. ›Gelbe Kreuzigung‹, Vierpaß in der Kathedrale von Metz, St. Stephan in Mainz).
Inhalt dieser Kapseln ist ein Zettel mit dem Schema Jißrael: »Höre, Israel, ER unser Gott, ER ist Einer! Liebe denn IHN, deinen Gott, von ganzem Herzen, von ganzer Seele und mit all deiner Macht …« (5. Mose 6,4–9) und mit drei anderen Texten.
Es ist das Bewußtsein: Wir wollen uns einbinden in diese Liebe zu Gott, wir fallen da immer wieder heraus, aber wir wollen uns jeden Morgen daran erinnern, daß der Himmel mit großer Spannung darauf wartet, ob einer von

63

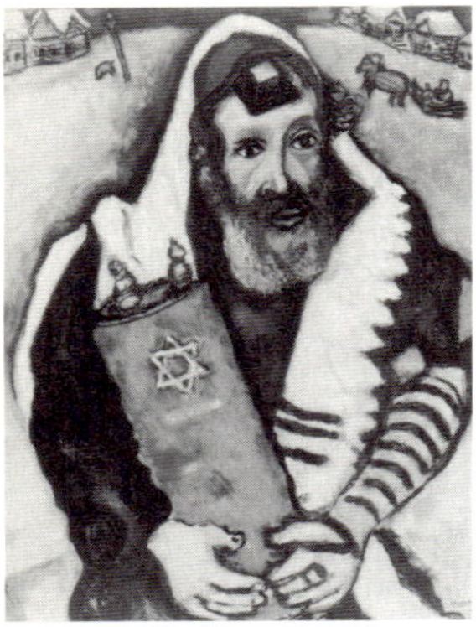

uns am heutigen Tage den ›Freundschaftsbund des Himmels mit seinem Volk‹ an anderen Menschen realisiert. (»Rabbi mit roter Tora«, MBMC/D, Bild Nr. 3, vgl. II BILD 1, 5, 11, 16, 17).

Gebetskappe, Kippa *29

Geige

Als Kind wollte Chagall Geiger werden Mein Leben S. 36. Nicht nur sein oft von ihm gemalter und literarisch erinnerter Onkel Neuch mag bei diesem Wunsch Pate gestanden haben, sondern auch die oftmals von Chagall erinnerten Straßenmusikanten, die zu allen möglichen Anlässen sich durch musikalische Darbietungen ein paar Kopeken verdienten und denen Chagall in seinen Geigerbildern eine Erinnerung bewahrt. Noch in späten Jahren hat er Streichquartette und -quintette von Mozart und Schubert ganz besonders bevorzugt (Charles Marq, mündlich).
In vielen Bildern malt er (sich mit diesem Attribut einer) Geige mit Bogen. Dabei kann diese Geige wie z.B. auf der »Weißen Kreuzigung« einfach neben dem Mann (hier Chagall?) liegen, der mit seiner Frau und seiner Tochter (1938 noch) ruhig dasitzt (in Paris), während um ihn herum (in Europa) Zerstörung, Brand, Gotteslästerung, Flucht, Mord, Vertreibung die Welt ins Chaotische zu verändern beginnen *31. Auf anderen Bildern kann die Geige

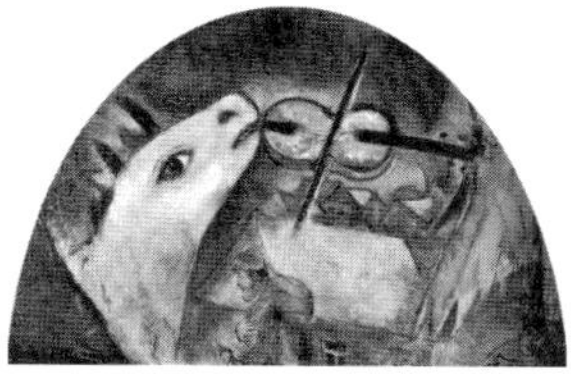
64

für sich allein als Bildzeichen stehen, die von einem Bogen gespielt wird. Wenn gerade auf Bildern mit dem Thema einer apokalyptischen Weltverdüsterung diese Geige leuchtend hell und in warmer Farbgebung und von einem Bogen – oft mit einer Intensität, bei der die Saiten reißen *64 – gespielt wird, kann das als Ausdruck für Chagalls eigenen Mut gelten, das Künstlerische als seinen Protest gegen alle zerstörerischen Kräfte als eine letzte Hoffnung nach vorn hin zu setzen. Von solchen Beobachtungen aus kann diese Geige ikonographisch weithin als ein Bildzeichen seiner Künstleridentifikation gelten (neben →Palette mit Pinseln). →Musikinstrumente.
(»Einsamkeit«, »Die Weiße Kreuzigung«, MBMC/D, Bild Nr. 29, »Der Engelsturz« u.ö.).

Gekreuzigter

Ausgangspunkt für das Verständnis des Gekreuzigten im Werk Marc Chagalls muß das erste Bild sein, mit dem er den Gekreuzigten zu einem von da ab nie wieder aufgegebenen Bildzeichen für sich macht: »Die Weiße Kreuzigung« *65, vierzehn Tage nach dem Novemberpogrom in Deutschland 1938. (Skizze dazu schon 1937 nach Spanischem Bürgerkrieg und der Einordnung von Chagalls Bildern unter ›entartete Kunst‹ im NS-Deutschland). Die Kreuzigung von 1908/1912, eine kubistische Bearbeitung einer Ikone, ist in der Chagall-Literatur in ihrer Intention sehr umstritten (H-MRotermund, S. 111f., ULiebelt) und kann als

65 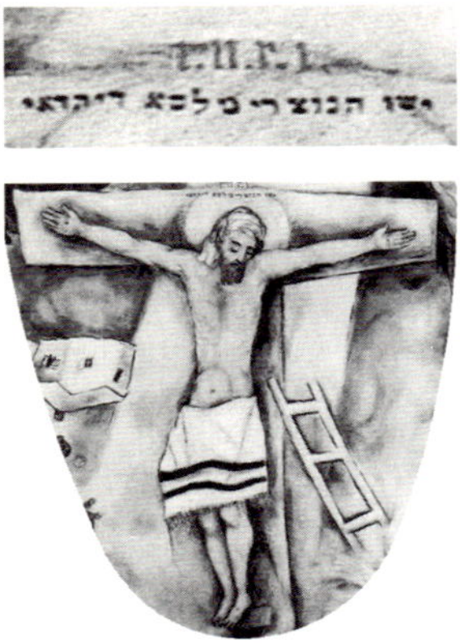

reines Experiment Chagalls gelten, da sie nicht wieder aufgenommen wird. Der Gekreuzigte in der »Weißen Kreuzigung« hängt inmitten einer apokalyptischen Welt: Rechts reißt ein SA-Mann die Torarollen aus dem Toraschrein der schon in Brand gesetzten Synagoge, deren mächtige Flamme bald die alten »Kaiserlichen Schutzfahnen« zu Asche machen und das ›ewige Licht‹ *126 sowie das Tympanon mit →Löwen und Toratafeln *100 am Boden zerschellen lassen wird. →Chanukka- *33 und Kronleuchter[22] sind in den Schneematsch der Straße geworfen, ebenso Gebetbücher *61f. Rechts unten verschwelt eine vorher angezündete Torarolle, die gerade bis zur dritten (?) Parasche, der Lesung eben der Woche des Pogroms abgerollt gemalt ist, wie eben die Torarollen in allen jüdischen Gemeinden der Welt zu jenem Zeitpunkt: »Gott sprach zu Abraham: Gehe aus …«. Die Frau mit dem Säugling →Mutter mit Kleinkind *123 ist hier besonders deutlich. Die →Menora *103 scheint, unberührt von dem Novemberwind, mit ruhigem Strahlenkreis. Drei Männer gleiten hilflos aus dem Bild, einer rettet noch eine →Tora

[22] Di Wilner schul
Di alte schul, die alte gas,
ich hob gemolt sij vorajorn.
izt gejt vun ihr a rojch un asch
un ihr paroches is varlorn.

Wu senen daine Sefer-Thoros?
di lampn, menoroth un di laichter?

di luft wos hobn angeotemt doros?

si webt sich ojs in himml waiter.

in: di golden kejt, H. 9, S. 7ff.

Die alte Synagoge, die alte Gasse,
ich hab sie gemalt noch voriges Jahr.
Jetzt geht von ihr Rauch auf über der Asche
vernichtet ist der Vorhang vor dem Schrein.
Wohin sind deine Tora-Rollen
wohin die Lampen, Kerzen, Leuchter?
wohin die Atmosphäre,
in der so viele Generationen geatmet haben?
Sie verwebt sich mit den Räumen des Himmels.

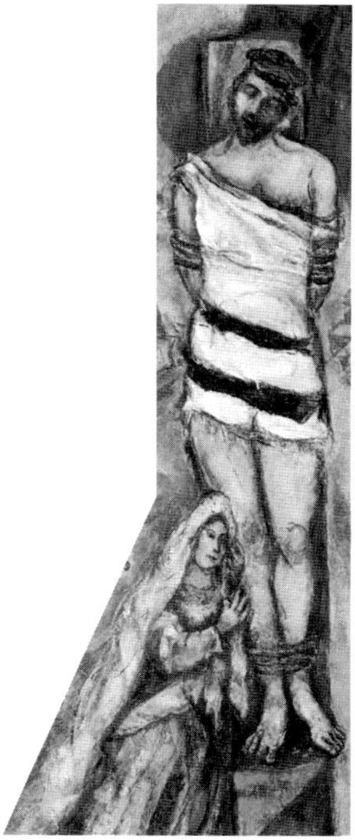

66

für die Zukunft *171. Eine Schiffsszene erinnert an deutsche Passagierschiffe, auf denen sich 1938 noch einige Juden, aus dem Reich losgekauft, nach z.B. USA retten wollten. Als das Schiff dort ankam, erklärte die Hafenpolizei, es würden keine Einwanderer mehr aufgenommen. So mußten viele auf demselben Schiff in das Reich zurück. Chagall ersetzt das Bild eines modernen technischen Ozeanriesen durch einen Kahn, wodurch er den Blick freigibt auf die Menschen in ihrer von Chagall sehr differenziert gezeichneten Situation der Verzweiflung. Ebenso wie er mit den ›durch die Luft wirbelnden Häusern‹ *31 sein Memorial für Guernica, die erste von Sprengbomben ›in die Luft‹ gesprengte Stadt setzt – während er mit Bella und Ida in Paris noch ungefährdet sitzt →Geige *31,64. Darüber eine Szene, wo Menschen mit der Roten Fahne die Häuser der Menschen zertrampeln und geradezu, sich vom Erdboden abhebend, den Himmel erstürmen wollen: Eindrücke der Stalinschen Zerstörung menschlicher Werte, z.B. in den Moskauer Schauprozessen von 1938.

Darüber Abraham, Isaak und Jakob, die nach bisheriger Vorstellung in die Räume des ›Drüben‹ eingegangen waren, mit denen die Frommen einst zusammensitzen würden (vgl. auch Mt. 8,11) und erfahren, wie alles gemeint war[23]. Aber nun sind die Väter selbst »ratlos über der vielen Gewalttat auf Erden« – der Satz, mit dem die Sintflutgeschichte eingeleitet wird. Mütterchen Rachel kommt dem berühmten Midrasch (Kommentar) entsprechend, angelaufen, um Erbarmen zu erflehen

67 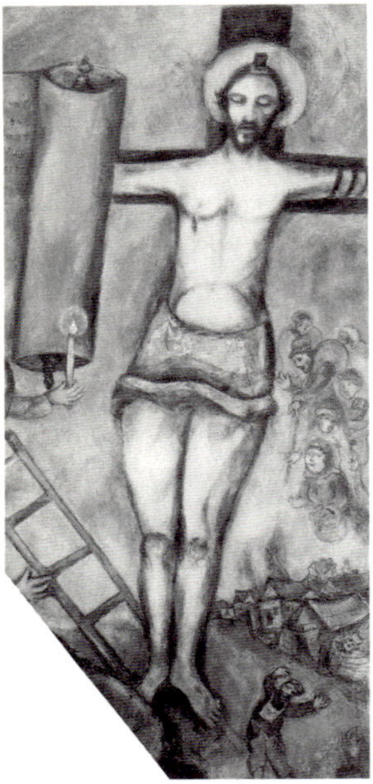

(GHommel, Frauen wie Debora, S. 27).
Von weit außerhalb des Bildrandes scheint ein heller Strahl in das Bild, der den Gekreuzigten nach vorn rückt, ihn als Zeichen unverschuldeten und doch, wie im Chassidismus, als des in einem letzten Sinne sinnvollen Martyriums hervorhebt. Die Leiter, die Himmel und Erde verbindet →II BILD 8, ragt zwar, mit ihrer oberen Sprosse leicht an das Kreuz angelehnt, in den Lichtglanz aus dem Himmel hinein, aber niemand kann sehen, daß sie bis auf die Erde herunterreicht – weil der Qualm der Vernichtungstaten es nicht mehr erkennen läßt.
Dieses Bild also malt Chagall, nachdem ein Volk von getauften Christen in einer Nacht sämtliche Synagogen im damals Großdeutschen Reich zerstört und mit den Tora(rollen) zusammen das ›erste Volk Gottes‹ aus der Welt schaffen will. Wer sich diese Zusammenhänge deutlich macht, dem wird klar sein, daß Jesus von Nazareth in Chagalls Werk nicht als Welterlöser sondern als Typus des jüdischen Märtyrers zu verstehen ist – und die doppelte INRI-Inschrift (in schwarzem Aramäisch[24] und in blutroter gotischer Fraktur – Typographie des »Völkischen Beobachters«, dem Organ der neuen Imperatoren) ist Märtyrerklage und Heidenspott in eins.

[23] Du host in' schul gewort' ojf nissim

a trer flegt falln ojf dain bort,
Awrahamen und Jizchokn,
far Jaakown den sißn
vun harzen hastu ojsgewejnt a wort.

Gedicht: Der voter, in: die golden kejt, H. 9, S. 7f.

Du hast in der Synagoge auf Wunder gewartet
immer wieder fielen Tränen in deinen Bart.
Vor Abraham, Isaak
und Jakob den süßen
hast von Herzen du dich in Worten ausgeweint.

Chagalls eigene Aussagen sind der beste Kommentar: »Vielmals habe ich gesagt, daß der Typ ›Christus‹ in meinen eigenen Bildern der Typ von unseren *Märtyrern* in der Welt ist. So habe ich es gemacht in den Bildern von 1908 und so auch jetzt …« →Jesus. (LLeneman, A jidisch jingl fun Witebsk, Paris 1983, S. 155). Und so kann er Jesus auch einmal »Sohn Gottes« nennen (Sorlier, S. 293).
So ist der Gekreuzigte im Werk Marc Chagalls ›unser jüdischer Märtyrer‹ *65, der nun auf vielen Pogrom- und Holokaustszenen von Chagall, fast immer mit dem jüdischen Gebetsschal *65f. →Tallis statt des einfarbigen Lendentuches der christlichen Bildtradition, in unterschiedlicher Form- und Farbgebung erscheint. Vgl. II BILD 1, (3, 7, 8); Exodusbilder: Zürich 1955, Plateau d'Assy 1956.
Mit ihm konnte sich Chagall von den 40/50er Jahren ab mehr und mehr (mit dem meist hebräisch-jiddisch geschriebenen Namen ›Schagal‹ – שאגאל statt des gewohnten INRI – auf der Tafel) sogar selbst identifizieren[25] *68, weil er seine künstlerische Arbeit als ein märtyrerhaftes Leiden für die vor den Völkern der Welt neu zu formulierende Jüdische Wahrheit (emeth) versteht.

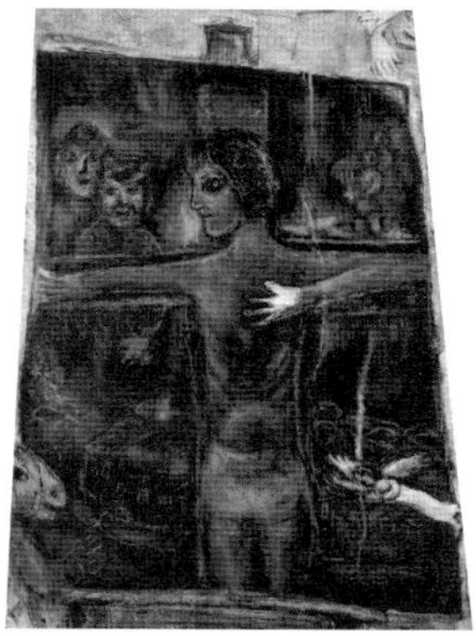
68

Gottesname →Mondsicheln

In der hebräischen Bibel hat Gott dem Mose (2. Mose 3, Offenbarung am brennenden Dornbusch, vgl. 2. Mose

[24] Genau ist es vielleicht eine Mischform aus Aramäisch und Hebräisch.

6,3) seinen Namen anvertraut: »Ich bin (bei euch) da, wie ich jeweils (bei euch) da bin«
אהיה אשר אהיה – *ähejeh ascher ähejeh.* In der 3. Person: ER ist bei uns da …: יהיה *jihejeh/jiheweh,* >JHWH. Dieser Name ist also eine Zusage, ein Versprechen.
Seine korrekte Aussprache ist nicht bekannt. Im Jüdischen wird der Name aus Ehrfurcht und aus der Scheu, ihn routinemäßig mißbrauchen zu können, nicht ausgesprochen. An seiner Stelle stehen z. B. Adonaj (mein (lieber) Herr), haSchem (der Name), auch eine Verbindung von beiden: Adoschem. Vgl. auch andere Formen, z.B. als ›Kosename‹ in dem bekannten jiddischen Lied »Ojfn farel …« mit dem Refrain »donaj, donaj, daj« (so im Jiddischen, und nicht, wie aus dem Englischen übernommen: »donna (!), da«). Auch in der Schriftsprache wird die Sorgfalt des Umgangs mit dem NAMEN beachtet:
Statt das Wort יהיה-JHWH auszuschreiben, schreibt man oft nur den Anfangsbuchstaben verdoppelt: יי-JJ: Der bezeichnete mündliche und schriftliche Brauch soll den Menschen daran erinnern, daß er hier vor dem Geheimnis Gottes selbst steht.
In der deutschen Übersetzung haben Martin Buber und Franz Rosenzweig diese Absicht jüdischer Frömmigkeit im Umgang mit dem Gottesnamen nachzuvollziehen versucht. In ihrer Übersetzung der SCHRIFT haben sie für den Gottesnamen das in Kapi-

[25] … Ich … wer' gekrejzigt, wi Christus mit schweckes (Nägeln) zugeschogn zum molbrett.
(Gedicht »dos bild« von 1945–1950, in: die golden kejt, H. 9, S. 7ff.).

tälchen (-Schreibung) gesetzte jeweils entsprechende Personal- (bzw. Possessiv-) Pronomen verwandt. Für Gott in der ersten Person ICH (MEIN, MIR), in der zweiten Person DU (DEIN, DIR), in der dritten ER (SEIN, IHM). So wird in dieser Schreibweise für den Leser deutlich: Gib acht! – du stehst vor ihm (als Person) selbst.
Chagall entspricht der jüdischen Schreibweise, indem er den Gottesnamen entweder mit den vier Zeichen JHWH יהוה *69, bzw. יהיה *70 schreibt oder in der rabbinischen Abbreviatur יי-JJ, bzw. dieses →Doppel-Jod mit verwandten Zeichen (→Mondsichel *111ff. usw.) verfremdet. Ja, er kann ihn spiegelverkehrt zeichnen *71.
Zu den vielerlei Möglichkeiten einer aus dem Bildzusammenhang erforderlichen Formgebung dieses Namens: BIBLE 1, 14, 27, 31, 32, 99; dazu KINDER ..., S. 12, 17, 32, 38, 40, 62; →II BILD 8 und Vorstudien dazu DN 801–819 *109→115.

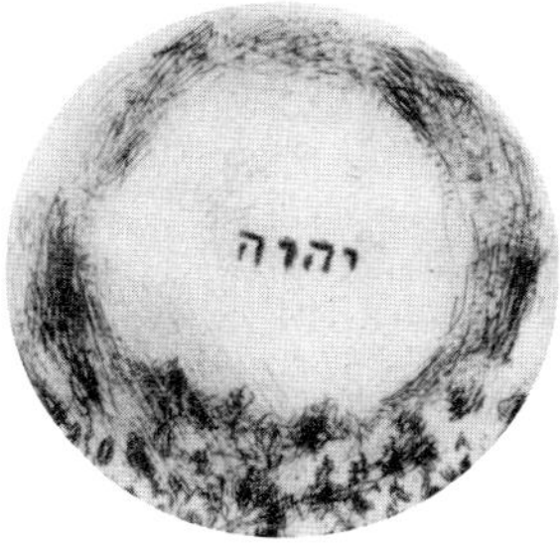

69

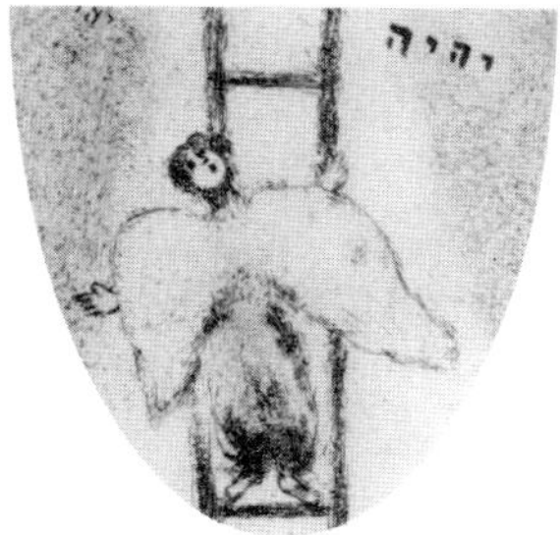

70

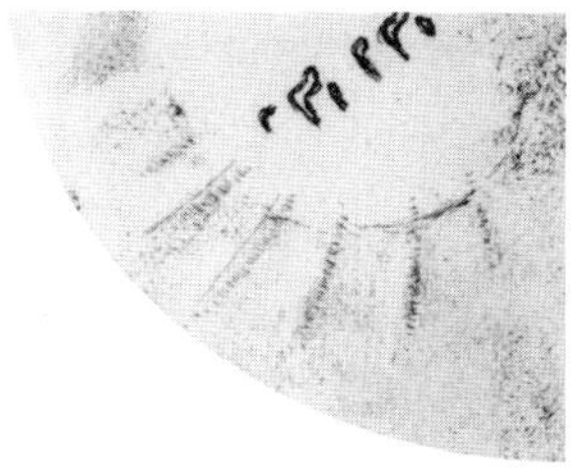

71

Gouache

Wasserlösliche stumpfe Deckfarbe in jedem Farbton, wie das Deckweiß in den Schulmalkästen.
Von Chagall besonders geschätzte und vielfach verwandte Technik, mit der sich Farbflächen übereinanderlegen lassen. (WHaftmann: Marc Chagall – Gouachen, Zeichnungen, Aquarelle, Köln).
→Retusche.

72

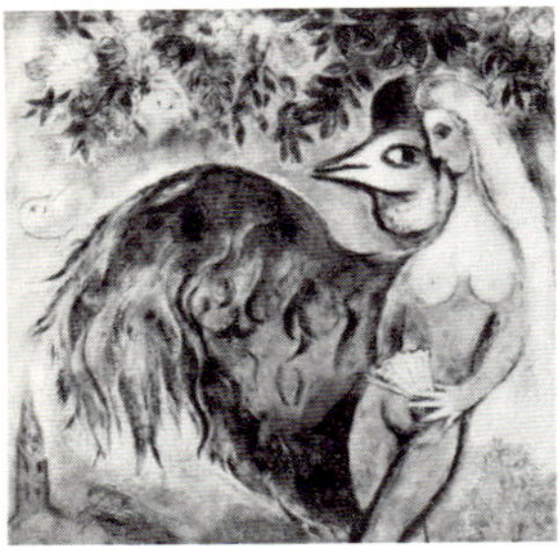

73

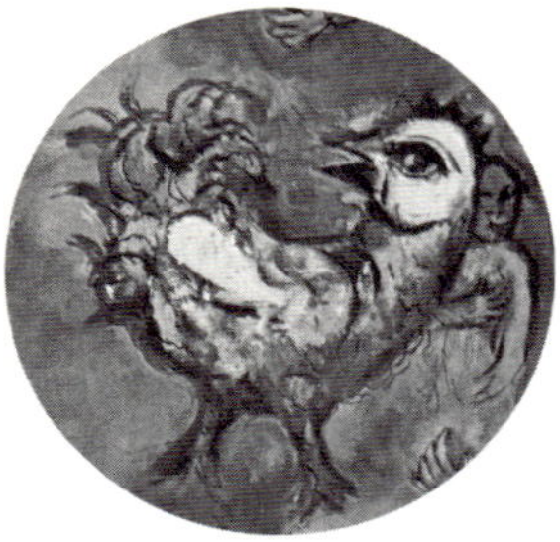

Hahn

Hahn und Huhn gehören zu den →Tieren des Stetls oder Ghettos.
Der Hahn kann je nach dem beobachteten Verhalten als Symbol für Kämpferisches oder für sexuelle Potenz (und Schönheit mit Kraft des Männlichen) *72 stehen (vgl. II BILD 3).
Er hat aber, wie auch das Huhn, im Ostjudentum noch eine spezielle Bedeutung:
Am Vorabend zum Versöhnungstag (Jom Kippur) wurde für jedes männliche Familienmitglied ein Hahn, für jedes weibliche eine Henne als Sühnopfertier geschlachtet. Daher der Name ›Kaporeth‹-Hahn, Sühnehahn *73, JL 3, 588; EJ 10, 756f.
Chagall hat diesen Brauch mehrfach erinnert und als Bildzeichen verwandt →II BILD 9; »Am Vorabend des Versöhnungstages«, MBMC/D, Bild Nr. 31.
Siehe dazu auch Bella Chagalls Schilderung in: Brennende Lichter, S. 70.

Hermes

Der griechische Gott Hermes galt als himmlischer Bote, der Menschen half, ihre Träume zu verstehen. Von dort stammt noch heute die wissenschaftliche Disziplin der ›Hermeneutik‹ (Lehre vom Verstehen).
Chagall arbeitet mit diesem Symbol möglicherweise bei der Darstellung der Geschichte vom unbegreiflichen Traum, in dem der schuldig gewordene Flüchtling Jakob in seiner ersten Nacht

in der Wüste eine Leiter sieht, die den Himmel mit der Erde verbindet. Wie in der antiken Mythologie Hermes, so scheint hier ein himmlisches Wesen von Chagall eingeführt zu sein, das senkrecht von oben kommend den Schläfer berührt *74 und ihm hilft, die Traumzusage annehmen zu können *75, wonach die Himmelsleiter ein Bildzeichen dafür ist, daß die Verbindung zwischen Himmel und Erde nicht abreißt trotz all unserer Schuld. Von daher mag verständlich sein, daß unter allen biblischen Bildzeichen im Werk Chagalls dieses von der Himmelsleiter ganz besonders häufig steht *74f., 86–88. →II BILD 8 und Vorstudien 801–819, BILD 1, Vorstudien dazu DN 104, 106.

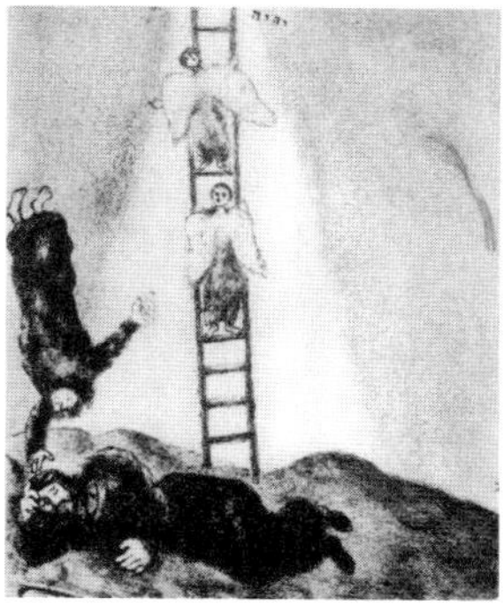
74

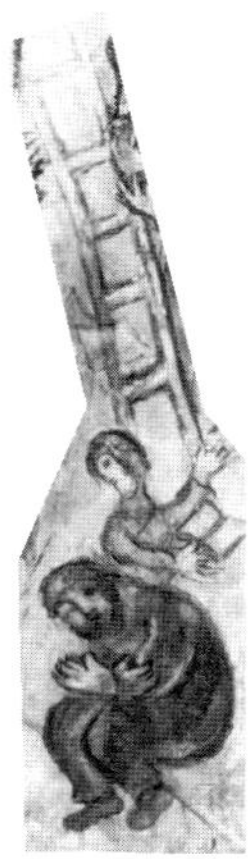
75

Hörner des Mose: →Strahlenbündel

Hohelied und →Schabbat

Das Hohelied der Liebe Salomos kann im Judentum als der meistgelesene Text der hebräischen Bibel angesehen werden. In frommen jüdischen Familien gehört es zum festen Brauch, während der Vorbereitungen auf den →Schabbat, das ganze Hohelied oder Teile daraus zu lesen, vorzulesen oder zu singen. In Aufnahme der Anfangsworte von Hohelied 7,12 ist das Empfangslied für die ›Königin oder Braut Schabbat‹ das »Lecha dodi, liqrath kallah … – Auf, mein Freund, der Braut entgegen, laßt froh den Schabbat uns empfangen …« gedich-

tet, das zum festen Bestandteil jedes Schabbat-Gottesdienstes am Freitagabend gehört, überall in der Welt (vgl. II BILD 13–17).
Nach der Tradition (beginnt oder) endet der Schabbat »Wenn die ersten drei Sterne am Himmel stehen.« So von Chagall im ersten Bild des Hoheliedzyklus, →II BILD 13 *37. Jeder Schabbat endet mit dem Ausblick auf die messianische Zeit, so auch im Hoheliedzyklus →II BILD 17.

Hohelied: zwei Ebenen

Eine Aufteilung des Textverständnisses des Hoheliedes in entweder ein allegorisches (Liebe Gottes zu seinem Volk) oder historisches (reine Liebeslieder zweier Liebender) ist in der jüdischen Praxis und in Chagalls Werk vermieden.
Wie viele Erzählungen in der jüdischen Literatur so hat auch Chagall es vermocht, diese beiden Ebenen des Verständnisses sich einander durchdringen zu lassen: Immer ist es sowohl die Liebe des Himmels zu seinem Volk und seiner Schöpfung (vgl. dazu, wie die Hand Gottes über die ›Brüste‹ der Erde streichelt, →II BILD 13) *76a und zugleich die Liebe von Freundin zu Freund. Vgl. dazu wie die Freundin (→Metapher »Wenn ich ein Vöglein wär' und Flügel hätt', flög ich zu dir …«) zu dem Freund geflogen gekommen ist und sich bei ihm birgt *76b. Zum Ganzen →II BILD 13–17):

> Sara Trettner … Du bist schön. Deine Haare sind kraus und ungebän-

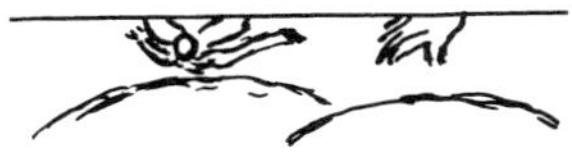
76a

digt. Deine Augen sind schwarz und dein Mund voll und weich. Und wenn du lachst, Sara, sieht man die Grübchen in deinen Wangen. Dein Körper ist fest, deine Taille schlank und deine Brüste sind groß. In dir brennt ein Feuer, das nur er löschen kann. Er ist ein Lernender, sein Geist ist gefangen in den Tiefen der Heiligen Schrift. Er ist groß, mit schmalen Händen, die dich festhalten und zart sind in ihrer Berührung. Du bist seine Frau und preist dich glücklich, wenn er am Freitagabend, beim Schein der Schabbatkerzen, im Hohenlied Salomos lernt:

»Siehe, meine Freundin, du bist schön, siehe, schön bist du …«

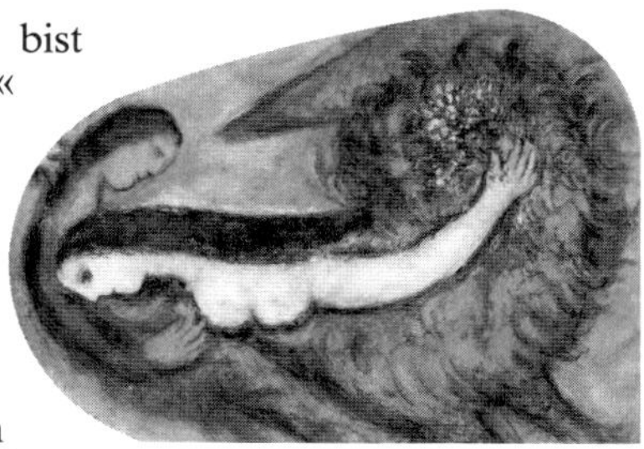
76b

Obwohl du weißt, daß das Lied ein Gleichnis der Liebe des Volkes Israel zu seinem Gott ist, fühlst du, daß er dich meint, dich, Sara, und in Gedanken sprichst du zu ihm:

»Mein Freund ist auserkoren unter vielen Tausenden. Sein Haupt ist das feinste Gold …«

Dein kleiner Sohn sitzt auf deinem Schoß und hat sein Köpfchen an deine Brust gelegt. Er ist eingeschlafen, du streichelst ihn und berauschst dich am Lied aller Lieder und am Gesang deines Mannes:

»Wie schön ist dein Gang in den Schuhen, du Fürstentochter. Deine Lenden …«

Die Kerzen verlöschen, und der Raum ist erfüllt vom Hohenlied. Du weißt, Sara, heut nacht wird er zu dir kommen und seinen Geist in deine Seele vertiefen, sein Körper wird zu dem deinen werden und seine Kraft

auf dich übergehen, wie es im Hohenlied steht.
»Liebe ist stark wie der Tod.
Ihre Glut ist feurig und eine Flamme des Herrn.«
Lea Fleischmann: Dies ist nicht mein Land, S. 198ff.
Vgl. Erlich, Joseph: Schabbat, München, 1982, S. 82f.

Holokaustszenen

Erfahrungen von Antisemitismus und Pogromen haben Chagall von Kindheit an begleitet: 1881, die Ermordung des Zaren Alexanders II.; nach Chagalls Ankunft in Frankreich der noch nicht lange zurückliegende Dreyfußprozeß dortselbst; die Verfolgungen unter Stalin in Rußland; die Mißhandlungen der Juden in Polen wieder seit ca. 1925; die Ausrottungsversuche in Deutschland mit den anschließenden Monstrositäten der Shoah-›Endlösungs‹-Absicht.
Immer von neuem hat er Bildzeichen in seine Bilder eingearbeitet *77f., die diesen während fast seines ganzen Lebens anhaltenden Prozeß deutlich werden lassen, in dem er versucht, den Völkern der Welt die besondere ›jüdische Wahrheit‹ zu verdeutlichen, damit miteinander ›in Liebe‹ gelebt werden kann (vgl. Chagalls Rede zur Eröffnung des Museums »Biblische Botschaft …«).
Ein besonders zentraler Versuch, die Schreckensgeschichte für sich selbst durch die Biblische Botschaft zu überwinden, ist in den 17 Bildern der MESSAGE BIBLIQUE MARC CHAGALL zu sehen, wobei zum Ver-

77

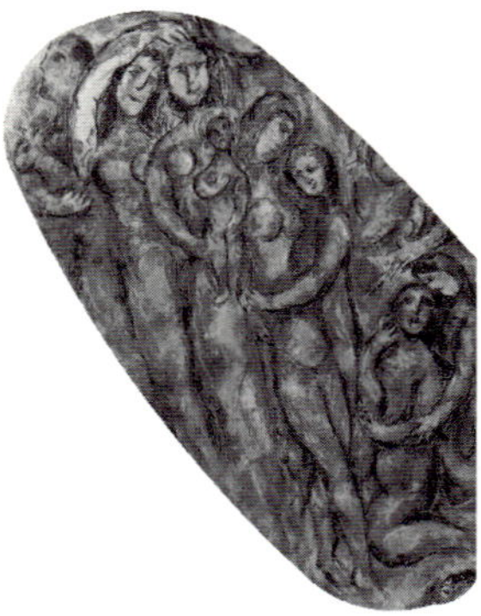

78

ständnis vieler Bildzeichen Chagalls entsprechende Gedichte gehören. (Vgl. Gedichte »Sans Larmes«, »Sur le Pays Neuf«, »Pour les Artistes Martyrs«, Poèmes, S. 79f., 85f., 99ff.) →II BILD 1, 4, 9, Vorstudie DN 916, 11.

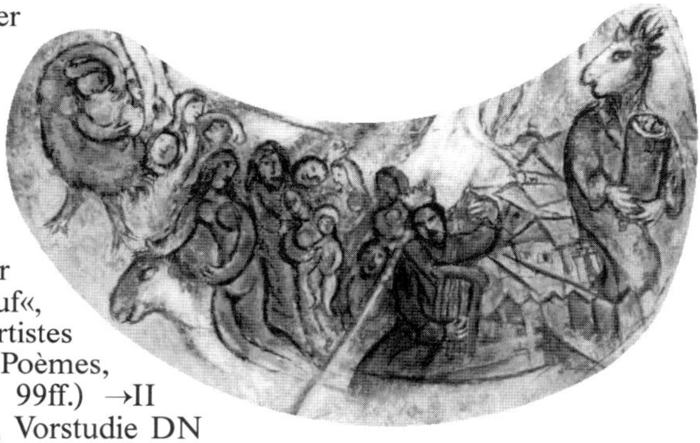

Interieurbild

Anders als in der bisherigen Kunsttradition hat Chagall die →Arche Noah nicht von außen (von irgendeinem fiktiven ›dritten Ort‹ aus) gemalt, sondern von innen, als Interieurbild *15, so auch BILD 4, *128. Er läßt also den Betrachter nicht ›Zuschauer‹ aus der Distanz bleiben, sondern er bittet ihn, hineinzugehen in die Arche und mit den anderen Eingeschlossenen das auszuhalten: 40 Tage Wasser von oben, steigende Wasser von unten, dazwischen Wolken und Nebel, der jede Horizontlinie wegnimmt und damit weitere Orientierung unmöglich macht. BIBLE 2, KINDER …, S. 18f, →II BILD 4.

79 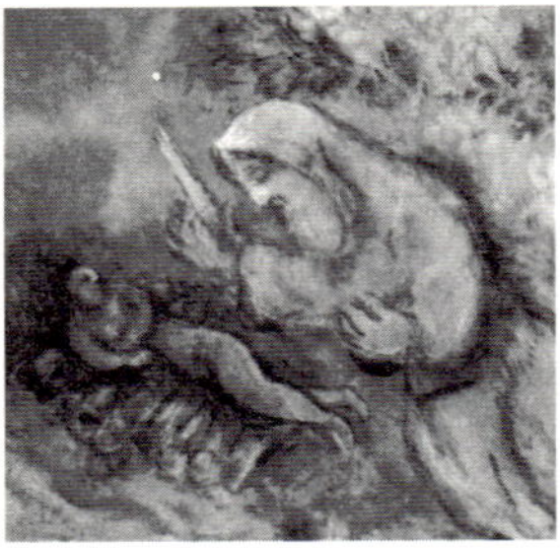

80 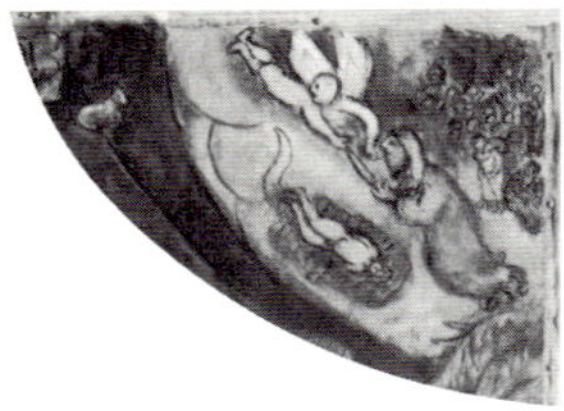

81 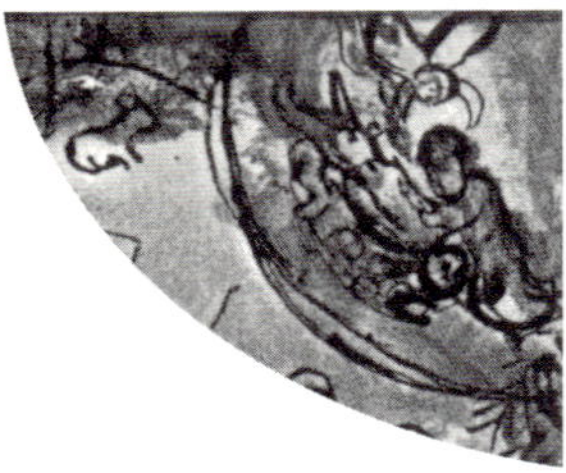

82 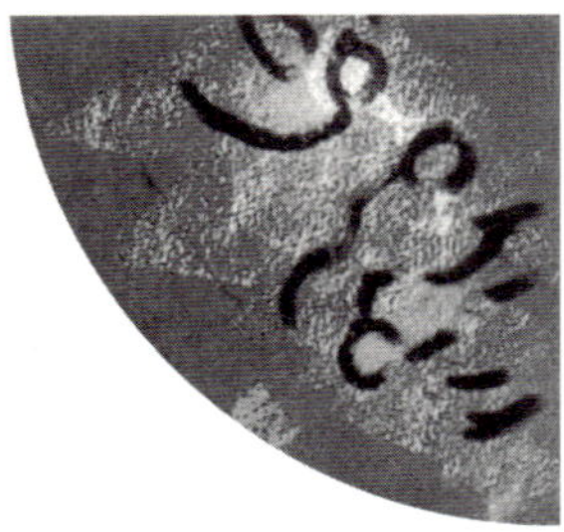

Isaaks Fesselung: →*Abraham*

Isaak, zweiter der Erstväter Israels, Sohn →Abrahams und →Saras (1. Mose 21; 22; 24–28; 35).
Jüdisch: עקדת-יצחק-*Akedath Jizchak* oder »Bindung Isaaks« *8, 56, 79, denn von einer ›Opferung‹ Isaaks ist wegen des Ausgangs der Geschichte in der jüdischen Tradition nicht die Rede.
Nach dem Text in 1. Mose 22 soll Abraham »deinen Sohn, deinen *einzigen*, den du liebhast, den Isaak«, m.a.W. Abrahams ganze *Zukunftshoffnung*, ›zum Ganzopfer‹ darbringen. Als Isaak *gefesselt* auf dem Altar liegt, wird Abraham von diesem Gehorsamsakt entbunden. Ein ›Auslösungswidder‹ tritt an die Stelle Isaaks, und Abraham kann mit Isaak zurückkehren.
Dieser Text gehört zu den Lesungen des Morgengebets, weil Israel sich in dem Schicksal Isaaks vorbildhaft dargestellt sieht. Und dasselbe gilt für das Handeln Abrahams: durch sein Vertrauen in den Gott, der keine Menschenopfer will, hat Abraham die neue Ordnung des Auslösungsopfers gefunden (so nach der religionsgeschichtlichen Betrachtungsweise).
Aber in der Perspektive des Morgengebetes ist die Pointe: die Bereitschaft Abrahams zum Opfer.
Die jüdische Tradition betont die Ernsthaftigkeit und Unbeugsamkeit dieses Märtyrer-Verhaltens sowohl →Abrahams als auch Isaaks. Ihm verdankt Israel die Segnungen, die auf ihm liegen, wie viele der Gebete (besonders in der Liturgie des Neujahrsfestes und des Großen Versöhnungstages, des Jom Kippur) betonen.

Chagall hat dieses Thema auffallend häufig, manchmal wie marginal ins Bild gebracht *8, 56, 79–84. BIBLE 10, KINDER ..., S. 24–26, →II BILD 6 und Vorstudien dazu DN 606–610, BILD 7, 8, 12.
Literatur: Nechama Leibowitz, Studies in Bereshit, WZuidema, Isaak wird wieder geopfert.

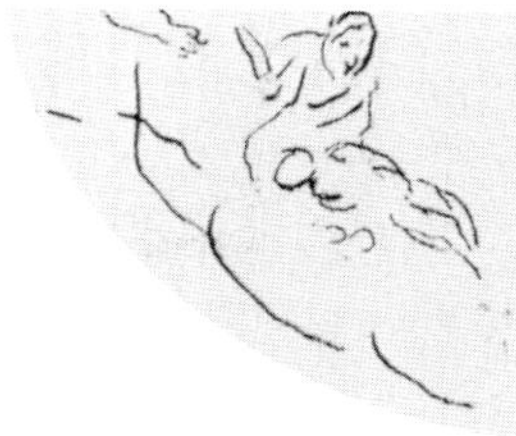
83

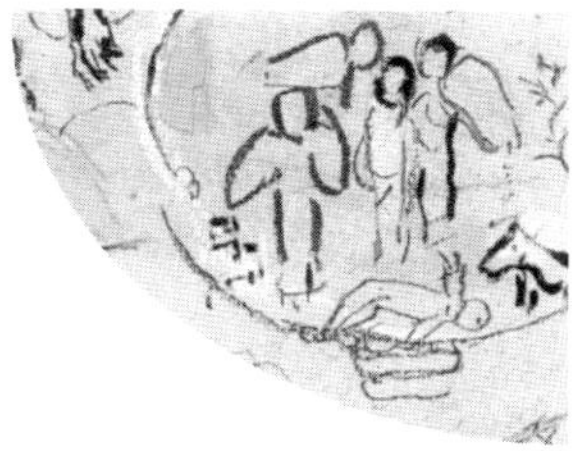
84

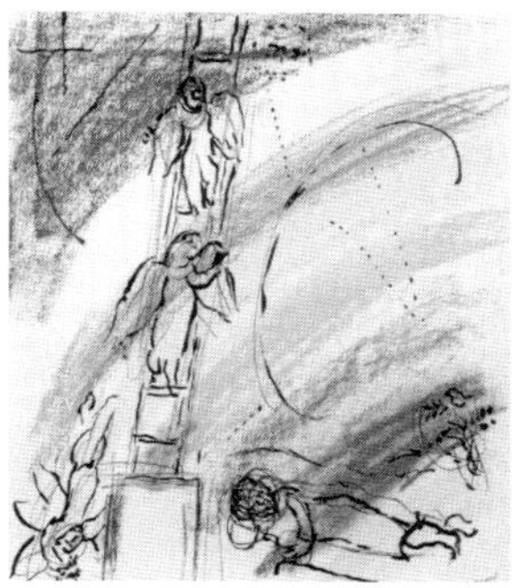
86

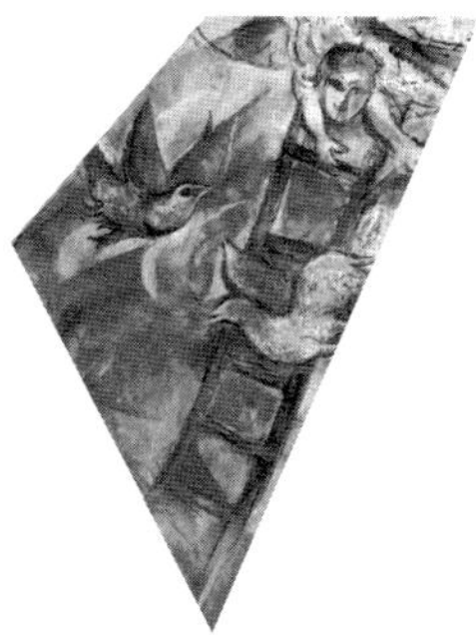
87

Jakob

Dritter der Erstväter Israels (1. Mose 25; 27–35; 46; 50). Abrahams Sohn Isaak hatte zwei Söhne, Esau und Jakob. Jakob, der nach seinem Zwillingsbruder Esau aus Rebekkas Leib geborene, findet sich nicht damit ab, nicht das Erstgeborenen-Privileg zu haben.
Er gewinnt sich von seinem Bruder das Erstgeburtsrecht.
Danach verschafft er sich vom alten blinden Vater Isaak, indem er bei ihm alle fünf Sinne überlistet, den wichtigen, eigentlich Esau zukommenden Erstgeborenen-Segen.
Da Jakob nun Angst haben muß, von seinem Bruder Esau umgebracht zu werden, flieht er in die Wüste und hat dort jenen bekannten, aber nichtsdestoweniger unfaßlichen Traum von der →Leiter, die den Himmel mit der Erde verbindet trotz all unserer Schuld *74f., 86–88. →Hermes, →II BILD 1, 4, 8.
In der Fremde lernt Jakob Rachel kennen, die er sehr liebt (»Jakob und Rahel« berühmtes Liebespaar in der Weltliteratur), muß aber zunächst die ältere Schwester Lea heiraten. In der

88
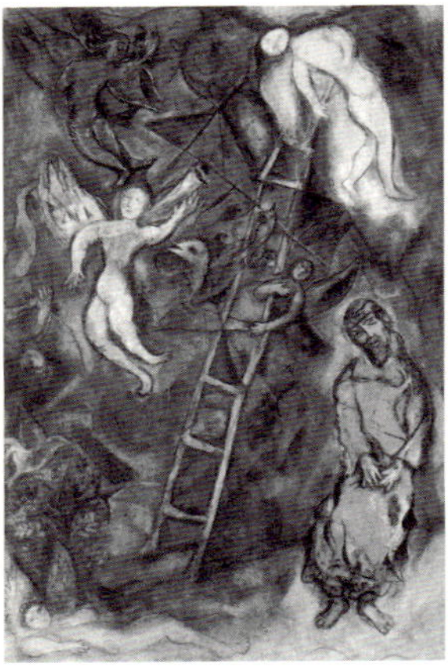
89
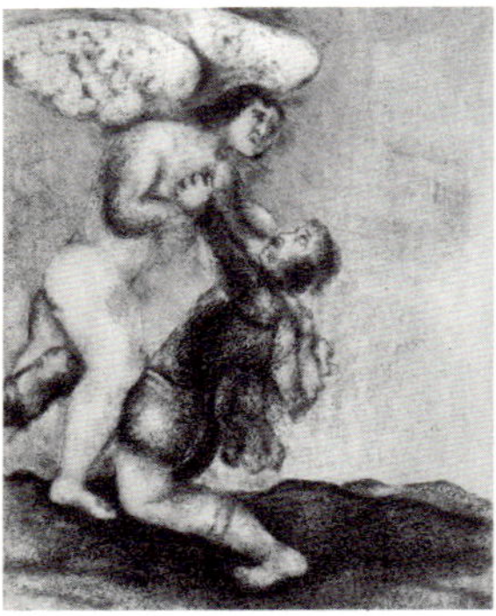
90
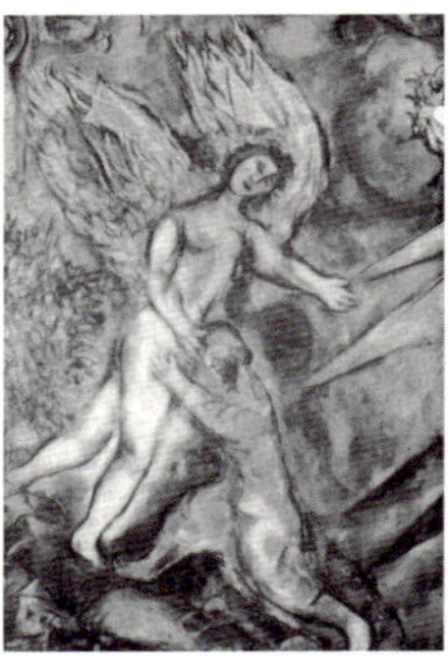

Fremde wird er zu einem erfolgreichen, beneideten und verfolgten Herdenbesitzer. Als er (nach ca. 21 Jahren) aus der Fremde zurückkehrt, hat er elf Söhne (> Stämme Israels) und eine Tochter.

An der Grenzfurt wird er, von einem (unheimlichen) »Mann« angefallen (1. Mose 32), in einen mysteriös-numinosen Kampf verwickelt, in dem er – allerdings an der Hüfte geschädigt – siegt *89, 90. Er bekommt den neuen Namen ›Israel‹, denn: »... du fichtst mit Gottheit und Menschheit und übermagst« (Buber). Der Name Israel geht vom Stammvater über auf das Volk, das sich von den zwölf Söhnen Jakobs herleitet.

Am Morgen nach dieser Nacht gelingt ihm die Versöhnung mit seinem Bruder Esau.

Ins Land seiner Heimat zurückgekehrt, stirbt ihm Rachel bei der Geburt von Jakobs zwölftem Sohn, Benjamin, nahe Bethlehem *91.

Neid der Brüder auf Jakobs Lieblingssohn Josef führt zu dessen Beseitigung durch heimlichen Verkauf an Sklavenhändler nach Ägypten, wo Josef schließlich aufsteigt bis zum »zweiten Mann nach dem Pharao«. Dorthin wird am Ende die ganze Jakobs-Sippe wegen Hungersnot getrieben. Josef sorgt für sie. Jakob segnet gegen Ende seines Lebens seine zwölf Söhne (1. Mose 49) und stirbt in großem Ansehen bei der Bevölkerung.

Neben Mose und David ist Jakob ein ganz besonders häufiges Bildzeichen in Chagalls Werk →Hermes; von Chagall vielfach gestaltet, besonders herausgehoben (→Kompositorische Elemente – Bildformat), bis hin zur eigenen

Identifikation Chagalls mit Jakob (vgl. II BILD 8, Vorstudie DN 815 und Gedicht »Auf der Jakobsleiter«, Poèmes, S. 95f.).
BIBLE 13–17, 20, 23–25, KINDER …, S. 28–31, →II BILD 8 und 9.

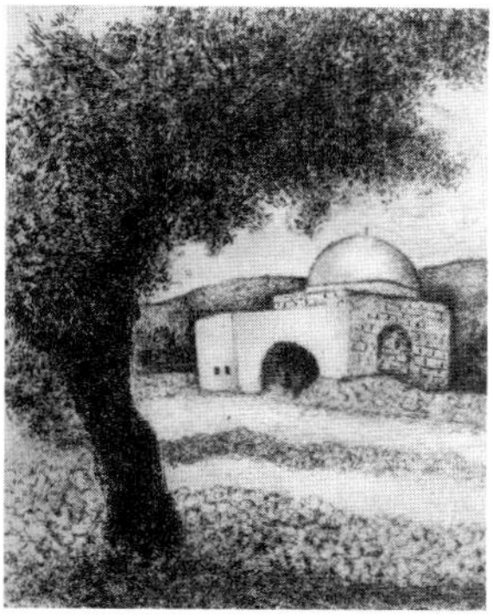
91

Jerusalem

Die eine unter den vier von Chagall in seinem gesamten Bildwerk immer wieder erinnerten (und das heißt für ihn biographisch wichtigen) →Orten (außer Witebsk, Paris, (St. Paul de) Vence). Als ikonographische Identifikationszeichen können gelten: Stadt auf dem (Zions-)Berg mit ›Davidsturm‹ und Tempelkuppel *28, 92 →II BILD 16, 17, manchmal das Kidrontal mit Ölberg; in →II BILD 17 hat Chagall sogar den Namen ירושלם-Jerusalem auf Hebräisch eingefügt.

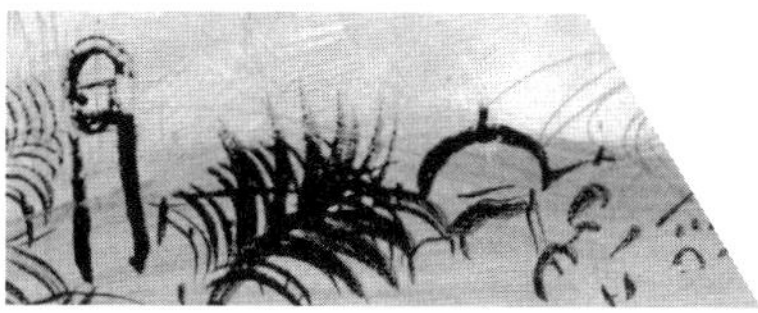
92

Die Stadt des Königs →David. Politisch und religiös seit David das Zentrum Israels. Dort Kultzentralisation im einzigen (legitimen) Tempel in Israel. Die Stadt, in der, nach verbreiteter biblischer (Zionspsalmen 46, 47, 48, 76, 87; Jesaja 2, Ezechiel 40ff. u.ö.) und jüdischer religiöser Vorstellung Lobanbetung Gottes und endzeitlich beginnender Völkerfriede seinen sanktionierten Ort hat, und Messias bei seinem endlichen Kommen die Erde zuerst berühren wird →II BILD 17.

Jesus

Nach Mein Leben S. 126 hat die Gestalt Jesu Chagall schon als jungen Mann interessiert, ja, er kann sich mit ihm, als »dem armen Jesus auf dem Felde« vergleichen. Mein Leben S. 113. Oder in den Texten zur Zirkusmappe kann es heißen: »Ich frage mich, wie andere gelebt haben: Rembrandt, Tizian, Giotto, oder die Propheten. Wie er gelebt hat unser BRUDER, den die Welt vergöttlicht hat.« (Cirque, S. 36). Seinen Namen erwähnt Chagall in Gedichten und Reden öfter.
Andererseits hat er gesagt, er habe das Neue Testament nie gelesen (Rotermund, S. 136) und nie neutestamentliche Szenen gestaltet: »Mein heiliges Buch ist die Bibel ... Kein einziges Mal hab ich vorgestellt ***die evangelischen*** (d.h. neutestamentlichen) ***Figuren***, nur **unsere Bibel**[26].«
(Hervorhebungen im Original: Brief an LLeneman, dort S. 155).
Zum Verständnis der Jesus-Gestalt für Chagall →Gekreuzigter.

[26] main gott ist der jidischer gott der gott von unsere eltern! main hejliges buch is die bibel. Der »Christus« is in main **fantazie** nur unser ***jidischer martirer***, mit sain jidischer moter, arumgeringelt mit unserer **jidische profeten**. Kejn mol hob ich nit forgestellt ***di evangelische figuren***. ***Nur unser bibel***. Was die Christen kennen sagen anders wegen mir – sollen si sagen.
Aus: Brief an LLeneman, in: A jiddisch jingl ..., S. 155.

Karmelberg →Weinberg

Bewaldeter Bergrücken, der bei der heutigen Stadt Haifa mit einem Steilhang ins Mittelmeer vorstößt. (Vgl. II BILD 14).

Kidrontal

Wadiartiger Taleinschnitt bei Jerusalem, zwischen Zion/Tempelberg und Ölberg →II BILD 17.

Kompositorische Elemente

- *Architektonische Probleme*

> Tatsächlich ist mein erstes Ziel, meine Gemälde architektonisch aufzubauen – genau wie es die Impressionisten und Kubisten auf ihre Weise machten und mit denselben formalen Mitteln. Die Impressionisten füllten ihre Leinwand mit Flecken von Licht und Schatten, die Kubisten mit Würfeln, Dreiecken und Kegeln. Ich versuche, meine Leinwand gewissermaßen mit Gegenständen und Gestalten zu füllen, die wie Formen behandelt werden, hallende Formen wie Töne, leidenschaftliche Formen, um eine neue Dimension hinzuzufügen, die weder die Geometrie der Kubisten noch die Farbflecken der Impressionisten erreichen können. ... die kubistische Revolution lehrte ihn den Prismenschliff der Farbe und des Tonwerts und die feinen Lichtdreiecke ...
> (Bidermanas/McMullen, S. 86)

- Bildformat

Auffällig sind die vier quadratischen Bildformate unter den 17 Bildern der MESSAGE BIBLIQUE, die sich aus der ursprünglichen Absicht erklären, diese Bilder für eine kleine Wallfahrtskirche bei Vence zu schaffen, wo wegen der Gewölbekonstruktion für diese vier Bilder kein größeres Bildformat möglich war (FMeyer). Diese Bilder (4, 7, 11, 12) sind im Format etwa 1,60x1,60 m groß.
Die übrigen acht Bilder des Hauptsaals haben das ungefähre Format von

93

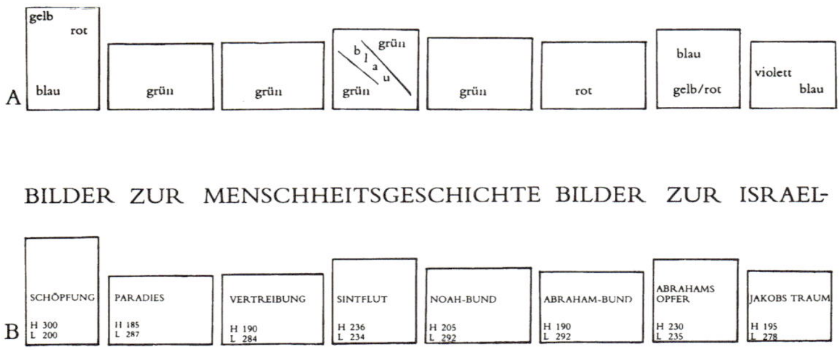

2x3 m. Bis auf das *hochformatige* Eingangsbild »Die Erschaffung des Menschen« sind alle anderen Bilder im *Querformat,* mit einer Ausnahme: das BILD 9, der Kampf Jakob-Israels mit dem Unheimlichen, ist neben dem *Hochformat* noch weiter hervorgehoben dadurch, daß es das einzige Bild mit dominantem Blau →Farben ist, daß es das zentrale Bild des Gesamtwerkes ist (acht gehen voraus, acht folgen), daß es das eine große Thema schildert, an dem Chagall auch in schriftlichen Arbeiten immer wieder gearbeitet hat: der Widerstandskampf

Jakob-Israels gegen die götzendienerischen, unheimlichen Mächte in der Welt →II BILD 9. Die fünf Bilder zum Hohelied, in separatem, intimem Raum des Museums, wachsen im Format bis hin zum größten Bild mit den messianischen Hoffnungszeichen *93.

- *Bildorganisation*

Besonders auffällige Mittel der Bildorganisation sind bei Chagall
→*Diagonale* *117, 128.
Ebenen, Flächen oder Schichten
Er gebraucht die kubistische Technik der ›plans superposés‹, um Ebenen

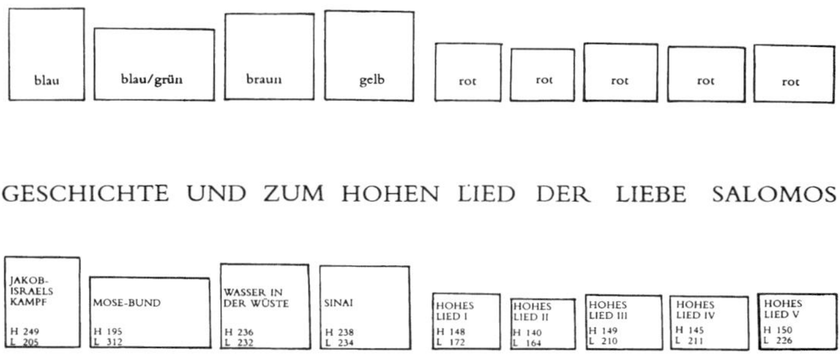
blau
blau/grün
braun
gelb
rot
rot
rot
rot
rot
GESCHICHTE UND ZUM HOHEN LIED DER LIEBE SALOMOS
JAKOB-ISRAELS KAMPF
H 249
L 205
MOSE-BUND
H 195
L 312
WASSER IN DER WÜSTE
H 236
L 232
SINAI
H 238
L 234
HOHES LIED I
H 148
L 172
HOHES LIED II
H 140
L 164
HOHES LIED III
H 149
L 210
HOHES LIED IV
H 145
L 211
HOHES LIED V
H 150
L 226

verschiedener Realitätsmodi neben- oder ineinander aufzubauen, ja eine durch eine andere hindurchgleiten zu lassen →construction psychique.
(Vgl. dazu BILD 1, 4, 6, 7, 12, 13, 14),
→*Interieurbild* *15,
die ›*Leserichtung*‹ kann auf den einzelnen Bildern unterschiedlich sein:
links nach rechts: BILD 1, 2, 3, 6, 9, 15
rechts nach links: BILD 4, 10, 17
eher zentrierte Bildordnung: BILD 5, 8, 11
kopfstehende Motive:

Auch heute noch dreht er manchmal die Leinwand um und bemalt sie von allen Seiten wie ein Sticker (»wie Schuhmacher tun«, sagt er selbst). Oft als Ausdruck für ›Reflex (der Erinnerung‹). BILD 2, 15 *133. (Bidermanas/McMullen, S. 36).

Räume: Chagalls Überzeugung, daß eine »psychische« oder »fünfte« Dimension des Menschen so real ist wie alle anderen, schafft seine Bildräume als filmischen, Traum-, erotischen, infantilen, kosmischen, oder Fenster-Raum. (Nach Bidermanas/McMullen, S. 30ff.).
→*Rhythmus* *146–149,
Rundbogen im oberen Bildrand *94f., 128, der zwei Ecken freigibt, in denen neue Inhalte, die mit dem Inhalt des Hauptbildes in Korrespondenz stehen, eingearbeitet sind. (Vgl. dazu BILD 4, 5, 7, 11).

94
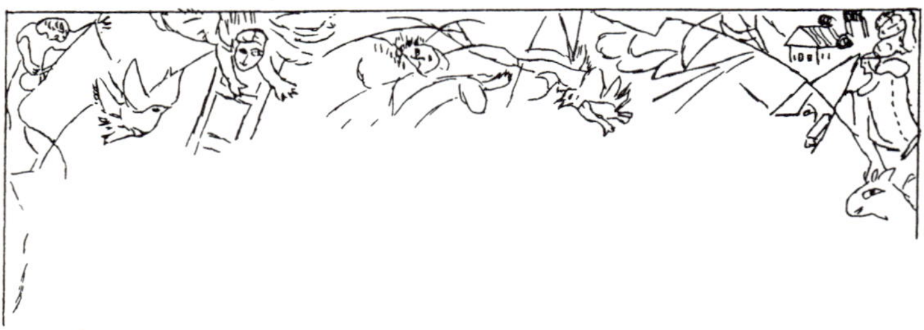

95
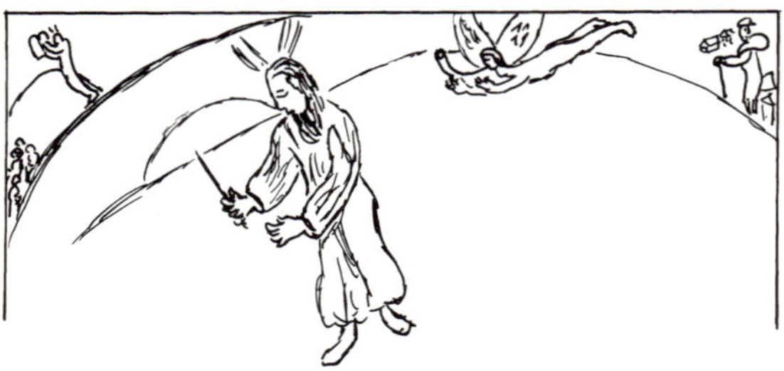

Kreuzträger

96

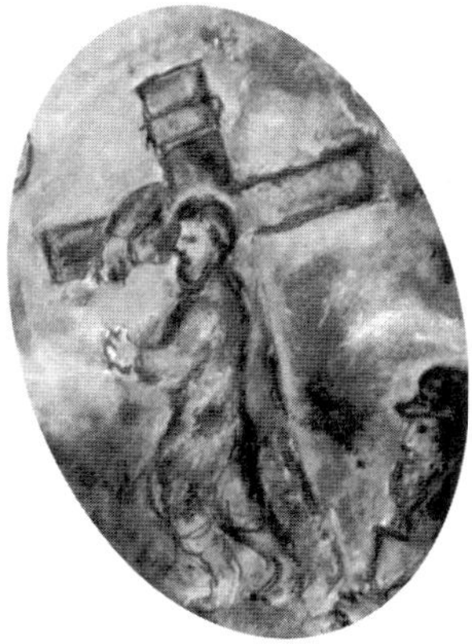

Gestalten, die das Kreuz (mit oder ohne [INRI-]Tafel) tragen *96. →Gekreuzigter. (Vgl. II BILD 7).

Leier

Zeichen für den (Psalm-)Sänger →David *97. (Vgl. II BILD 1, 5, 12, 14 (Salomo), 15-Vorstudie DN 1511, 17).

Leiter aus Jakobs Traum →Hermes, →Jakob

97

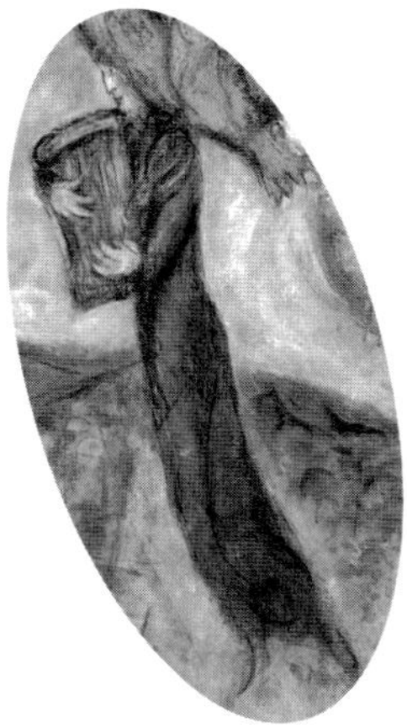

Leviathan

Großer Fisch in den Tiefen des Meeres (Psalm 104,26; Hiob 40, 25–41,26; Psalm 74,14; Jesaja 27,1), Parallele zum →Behemoth: Symbol für die verderbenbringenden Mächte in der Tiefe, die Gott hin und wieder freigibt, und die dann (wie z. B. der Wal mit seiner Schwanzflosse ein Fischerboot) blühende Kulturen zerschlagen *98, 58f.
»In der jüdischen Überlieferung gilt der (weibliche) Leviathan und der (männliche) Behemoth, der auch Schor haBar (Wildochse) genannt wird, als Speise für die Gerechten in der zukünftigen Welt« (JL III,1183).
Chagall dagegen gibt ihm auf BILD 1 *98 statt Flosse eine Hand, die er zur Tora hin ausstreckt (!) →II BILD 1 und 4.

98

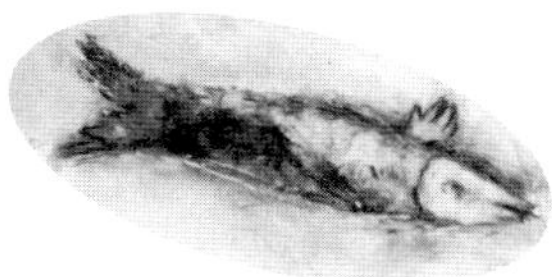

Licht

Eines der in ungezählten Varianten gestalteten Zeichen für oder Hinweiszeichen auf die ›andere Welt‹: Sonne *106f., 161, →Mond (-sichel) *106–108, 111b, 113–115, Öllämpchen *1, Kerzen der Mutter *154, →Menora *1, 19, 32f., 103, →Ner tamid *126, →Schechina, →Strahlenbündel *2, 116–119, 159f., 166, →Farben: (Gold-)Gelb →II BILD 1, 3, 8, 10, 11, 12, 17.

99

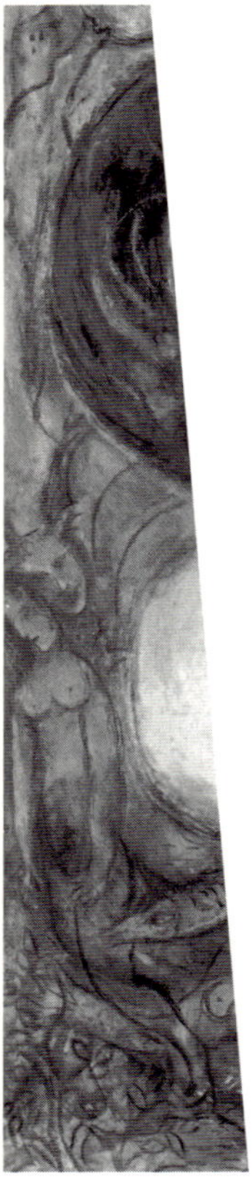

Lilith

Von hebr. ›lil‹-Nacht (?) Nachtgespenst *99, atl. im »Gespensterzoo« des Jesaja (Kap. 34,14). Nach der jüdischen Legendenüberlieferung Adams erste Frau. Gleichzeitig mit ihm aus Erde erschaffen. Bei Gleichberechtigungsstreitereien sprach Lilith den Gottesnamen aus, darauf flog sie davon und wurde zur Mutter zahlreicher Dämonen, Personifikation der bösen Mächte. (Goethe, Faust I, Walpurgisnacht) →II BILD 2.

Löwe

Symbol für den Stamm Juda nach 1. Mose 49,9 (vgl. den ›Löwenthron‹ → Thronsessel Salomos) und für das jüdische Volk. Als ›Wappen‹tiere tragen oder bewachen sie im Tympanon einer Synagoge *100 die beiden Tafeln vom Sinai und stehen als Ausdruck dafür, welcher Löwenkräfte es bedarf, der Tora im eigenen Leben (und in der Welt) Geltung zu verschaffen. Ebenso können sie Embleme an der Rückenlehne des Thronsessels *168 oder des messianischen Ruhebettes sein. (»Die Weiße Kreuzigung«, BILD 13, 17). Für Chagall ist der Löwe auch Zeichen der Lebenskraft *28, (162) →II BILD 15, 3.

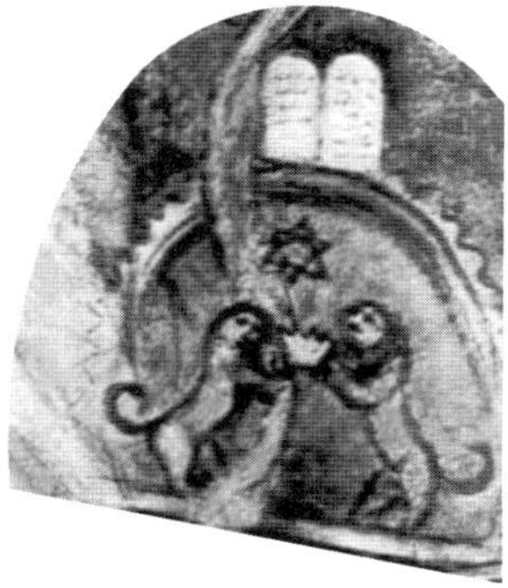
100

Memorial

Chagall hat neben vielen Erinnerungszeichen, z. B. seiner →Orte, immer wieder auch einzelnen Personen unauffällig, aber manchmal bis in eine versteckte Schriftzeile direkt, ein Memorial gesetzt.

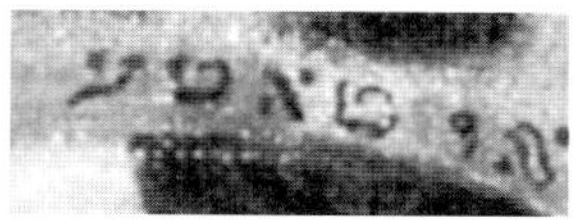
101

Das ist ganz direkt zu erkennen an dem Geigerbild von 1923/24, wo er in den linken Hosensaum des Geigers in hebräischen Schriftzeichen die beiden jiddischen Worte einfügt: »או טאטע-Oj tate, Ach, Väterchen« *101, nachdem er die Nachricht erhalten hatte, daß sein Vater 1923 tödlich verunglückt war.
Ähnliche Gedenkzuwendungen finden sich mehrmals für seine verstorbene Frau Bella *102, 162, →II BILD 1, 2, 3, 4, 15, 17.

Menora

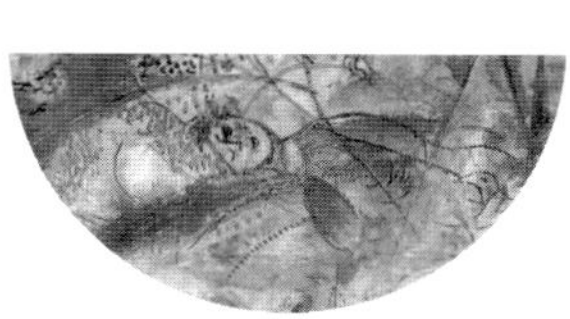
102

Der siebenarmige Leuchter 2. Mose 25,31ff. *103, der im Hof vor dem Allerheiligsten stand und dessen Öllampen nach 2. Mose 27,20f.; 3. Mose 24,1–4 jeden Abend von »den Söhnen Aarons« *1, 3, 32f., 19 angezündet und am Tage wieder ausgelöscht wurden.

103 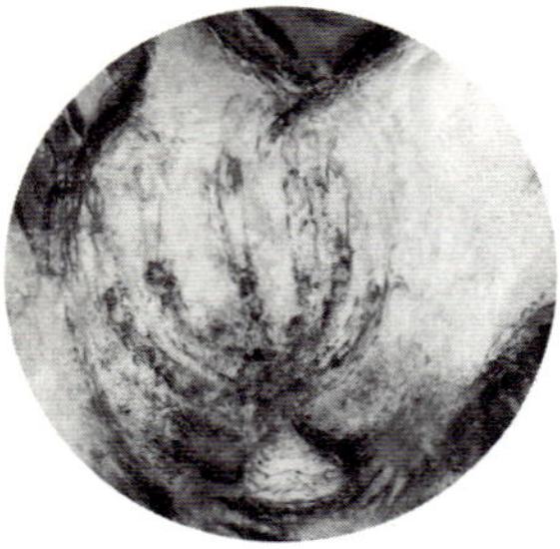

Oft von Chagall ›antinaturalistisch‹ mit nur sechs oder fünf ausgearbeiteten Kerzen, BIBLE 40, vgl. II BILD 1, 8, 12, 16.

Message →Engel

Metamorphose Mose-Chagall

Der ganze Zyklus des großen nach dem 2. Weltkrieg entstandenen Werkes MESSAGE BIBLIQUE MARC CHAGALL läßt sich als eine Arbeit verstehen, mit der Chagall sich als ›messager‹(Bote) verpflichtet sieht, dieser Welt die biblisch-jüdische Wahrheit als Orientierungsmöglichkeit des Lebens in der Liebe zu erhalten. Nach seinen eigenen Worten versteht er sich dabei – gewissermaßen in einer Stellvertretung für den nach Chagalls Auffassung mit dem Holokaust aus der Welt herausgemordeten aber irgendwann wiederkehrenden →›Mose‹.

04a
04b

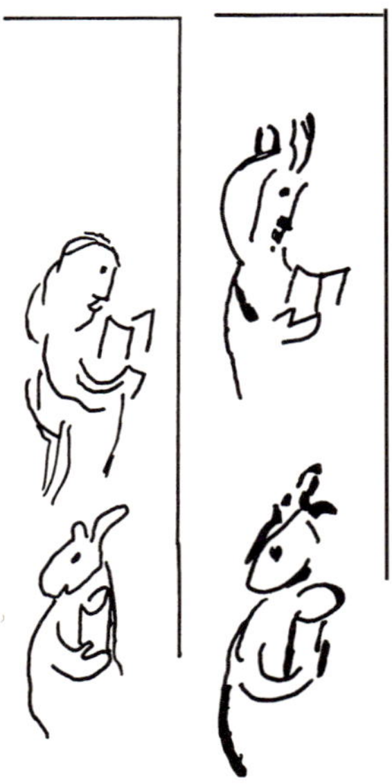

> Bin ich wie ein anderer Mose der nicht hineingehen wird nach Jerusalem?
> Sein ganzes Leben kämpfte er für Gott
> und schuf die Bibel für sein Volk.
> Ich, ich trage seinen Namen. Ich allein habe herausgemeißelt seine Gesetzestafeln.
> (Cirque, S. 80)

Fast erdrückt von der Tatsache der Ausrottung des ostjüdischen, chassidischen Quellgrundes des Judentums, was für ihn in dem furchtbaren Satz

von 1945 mündet: »unser Mose ist tot« (Gedicht »Sans larmes«, Poèmes, S. 79f.), ist er in der Gefahr, dem Sog des Holokaustsyndroms zu erliegen. All das beschreibt er in ›Gedichten‹ und in dem Gedicht »Für die Märtyrer-Künstler« auch die bemerkenswerte ›mystische Begegnung‹ mit David und Mose, die ihn von dem Starren auf die Berge der Ermordeten befreit, und ihn auf den Weg zu einem neuen Heiligtum (dem Haus mit den Bildern der MESSAGE BIBLIQUE) gehen läßt. (Vgl. Gedicht »Pour Les Artistes Martyrs«, Poémes, S. 99ff.)
Das Eröffnungsbild dieses Zyklus (BILD 1) läßt beim Blick auf die Reihe seiner 17 Vorarbeiten erkennen, wie stark Marc (Geburts-Vorname: Mosche! »Ich trage seinen Namen« s. o.) Chagall sich hier mit der Mosegestalt auseinandersetzt *104a–e: Er arbeitet mit einem ständigen Wechsel der typischen ikonographischen Mosezeichen (→›Hörner‹, zwei (goldene) →›Strahlen-bündel‹) zwischen der Gestalt des Mose und einer Menschengestalt, die endlich in die Gestalt eines Ziegenbocks hinüberchangiert, der nach 17 Vorstudien im endgültigen Bild (→II BILD 1) auf dem Dach von Chagalls Elternhaus inmitten der Häuser von Witebsk sitzt *78, auf seinen beiden Ziegenhörnern die (Mose-) Goldstrahlenbündel trägt *104d, abgeschwächter in 104e, und eine rote (Tora-) Rolle im Schoß hält, die im Bild und im Zusammenhang des Gesamtwerkes als seine Message Biblique zu verstehen ist, die er nun in den 17 Bildern des Museums gleichen Titels ausrollen, d.h. entfalten wird. (Vgl. die Mosegedichte »Pour les Artistes Martyrs« und »Sur le Pays

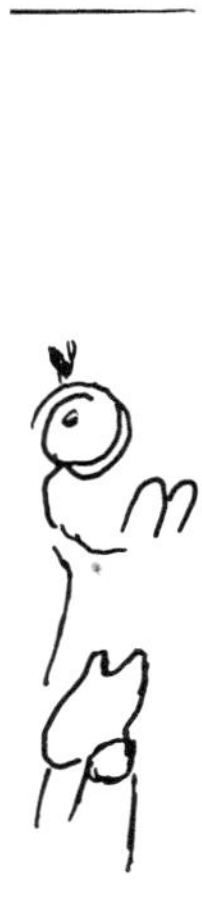
104c

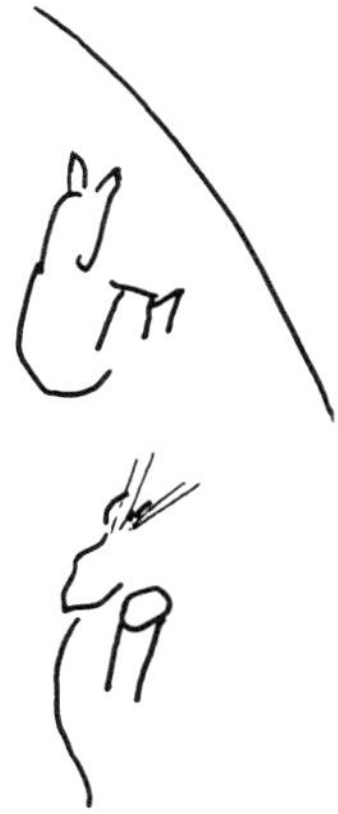
104d

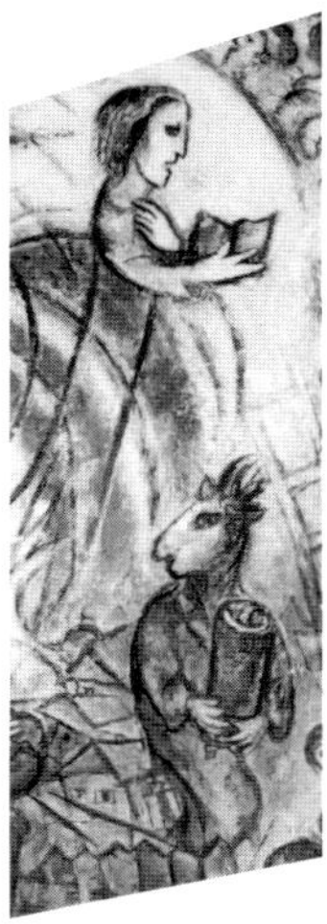
104e

Neuf«, Poèmes, S. 99ff. und 85f.), →II BILD 1.

Metapher

Nach einem berühmt gewordenen Wort des Dichters André Breton »erlebte mit Chagall und mit ihm allein die Metapher ihren triumphalen Einzug in die Malerei« (FMeyer, S. 14). Das entspricht Chagalls eigener immer wieder betont gesetzter Versicherung, er male keine Symbole: »Man darf keine Bilder mit Symbolen malen« (FMeyer, S. 14) →Symbol.

105

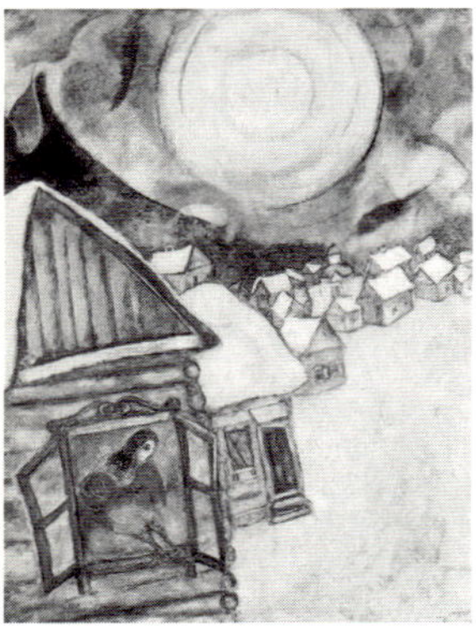

In unzähligen Fällen aber hat er sprachliche Metaphern in Bildzeichen umgesetzt (›Könntest du doch zu mir geflogen kommen!‹ *76a »Wenn wir doch wegfliegen könnten!« *105). Oder er hat für biblische gleichnishaft-metaphorische Inhalte – unter Aufgabe aus der Tradition vorliegender ›symbolisch‹ gewordener Zeichen – entweder aus der jüdischen Überlieferung her oder völlig neu Ausdrucksformen gefunden: Noah *15, 127ff., Elia *42f., Engel 38, 47–52, der Gekreuzigte *18, 65, der Jakobstraum *86f., Mose *54f., 116–119, ›Propheten‹ *141. Ja, schwierigste, fast zu Abstraktionen geronnene Formulierungen der jüdischen Tradition hat er bildnerisch zum Ausdruck gebracht: ›androgyn‹ *9–13, den NAMEN (Gottes) *111–115, ›beide Seiten Gottes‹ *23f., 175, ›die Liebe des Himmels zur Erde *76b.

Mondsichel(n)

Mond und Sonne werden bei Chagall in unterschiedlicher Bedeutung verwandt.
Sie können als Zeichen manchmal nur wegen der Farbgebung stehen.
Sie können auch als Astralzeichen gemeint sein, etwa um eine Tageszeit anzudeuten *154, 106, 28, →II BILD 2.
Weitestgehend auch in der symbolischen lunar-weiblichen und der solarmännlichen Bedeutung im Bildzusammenhang *107, 161.
Chagall kann mit der Formgebung spielerisch umgehen:
Sonne und Mond ineinandersetzen *107, den Mond in seinen unterschiedlichen Phasen geben, als Voll-, Halbmond oder als Mondsichel oder als Mond, der wie mit einem ›Schweif‹ über den Himmel zieht *108.
Eine besondere Zeichnung zeigt gleich zwei Mondsicheln in der zunehmenden, nach links geöffneten Form *111b, nebeneinander. Da Chagall in einer Folge von Vorstudien zu demselben Bild eine deutliche Veränderung eines Bildzeichens zu diesen beiden Mondsicheln hin vorgelegt hat, läßt sich die inhaltliche Arbeit Chagalls an dieser Zeichensetzung erkennen:
In der Radierung von 1931 »Jakobs Traum von der Himmelsleiter« steht oben an der Leiter – in Entsprechung zu der biblischen Formulierung: »zu Häupten der Leiter stand JHWH-יהוה selbst« – der hebräische →Gottesname (יהיה sic!) *110. Bei den 18 Vorstudien (DN 802–819) zu dem großen Bild →II BILD 8 läßt Chagall auf den ersten fünf Blättern den hebräisch geschriebenen Gottesnamen ste-

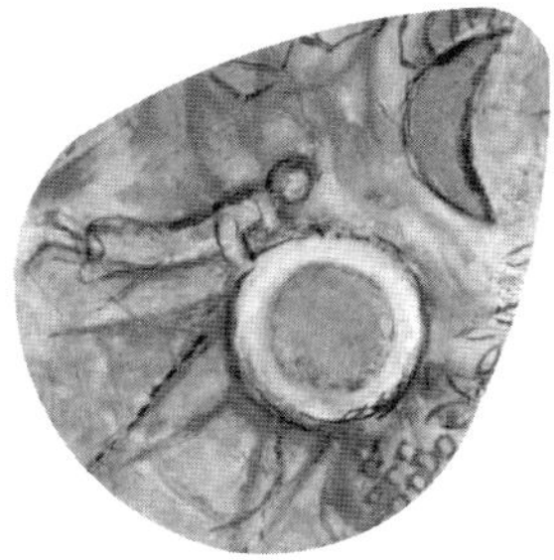
106

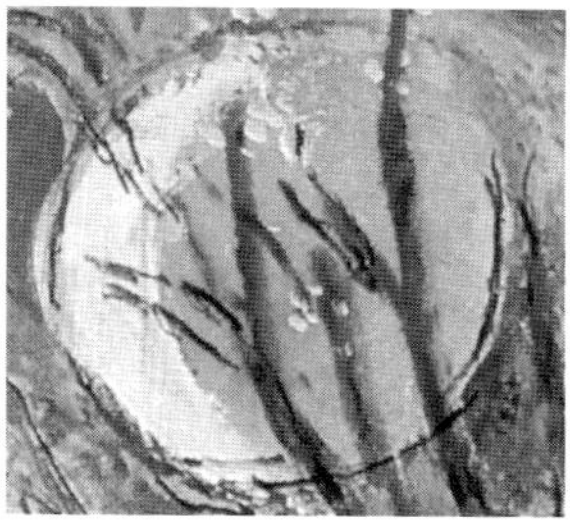
107

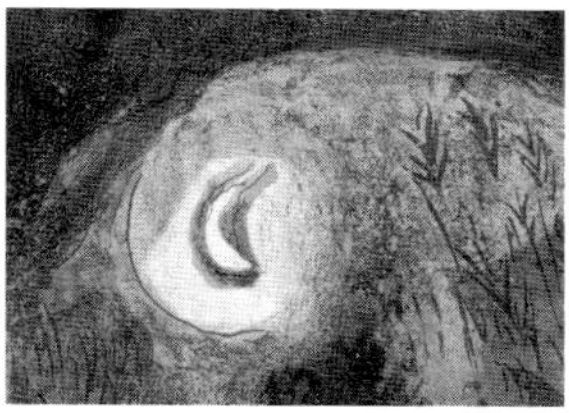
108

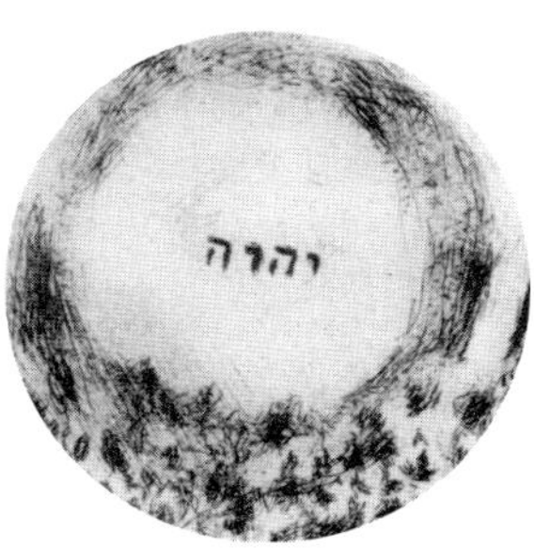

109

110
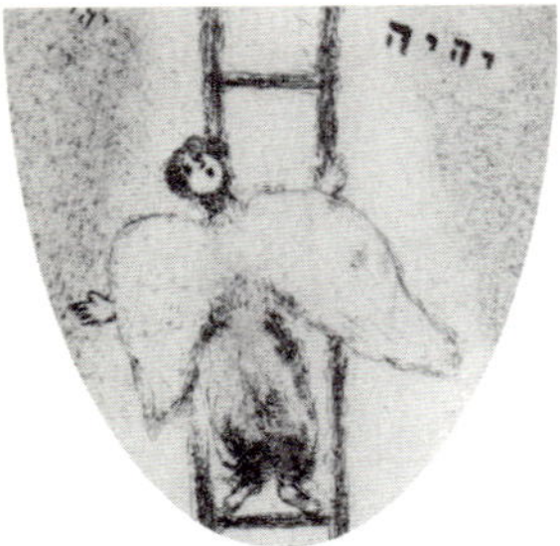

11a
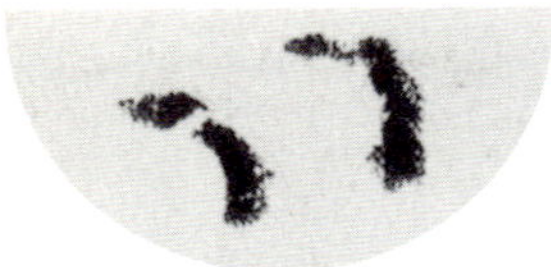

11b
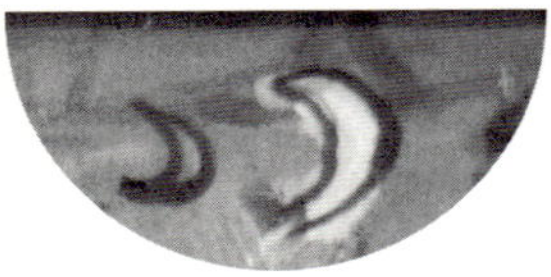

112
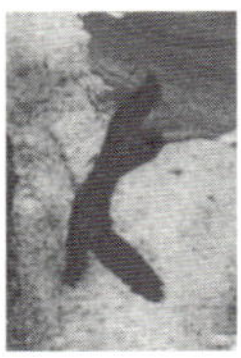

113
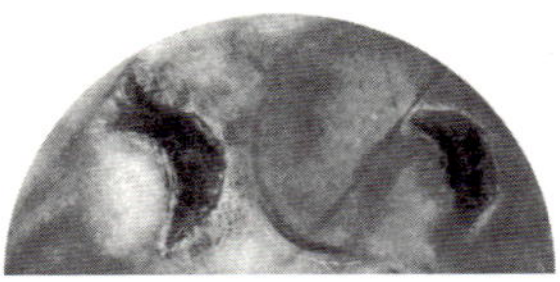

114
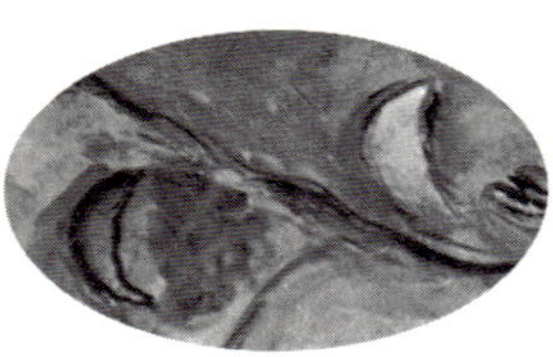

hen, wobei er ihn immer stärker grafisch reduziert (DN 802–806). Vom sechsten (DN 807) Blatt ab erscheint der Name nur noch in hebräischer Schreibschrift, und zwar in der typischen rabbinischen Abbreviatur als →Doppel-Jod (ײ *111a). Das hält Chagall in allen weiteren Vorstudien zu diesem BILD 8 durch, wobei er das Doppel-J auch zu zwei Mondsicheln umformen kann *111b. Eine Ausnahme bildet eine Vorstudie (DN 818), wo er statt der Doppel-J=Abbreviatur ein Alef, ebenfalls in hebräischer Schreibschrift, malt (-א) *112, als Anfangsbuchstabe von Adonaj- אדני, dem Substitutwort für den unaussprechlichen JHWH-Namen. Erst auf dem endgültigen Bild (→II BILD 8), ›verfremdet‹ Chagall jene beiden J-Häkchen, indem er sie zu einer Mondsichel und einem ›springenden Fisch‹ *113 umformt.

Von dieser Beobachtung ausgehend, läßt sich sagen, daß die doppelte Mondsichel an vielen Stellen als Stellvertreter für die abgekürzte Form des Gottesnamens verstanden werden kann. Und dieses Zeichen kann bei Chagall dann auch in gespiegelter Form *114f. (also wie abnehmender Mond, nach rechts geöffnet) gezeichnet werden, oder auch nicht direkt nebeneinander, sondern eine der beiden Sicheln leicht nach unten bzw. oben versetzt *115. Es ist nicht abwegig, in manchen Bildern auch bei nur *einer* Mondsichel an die Ebene religiösen Hintergrundes zu denken, vgl. II BILD 1 und Vorstudie DN 107ff., →II BILD 13 und Vorstudie DN 1308ff. und öfter.

Mose

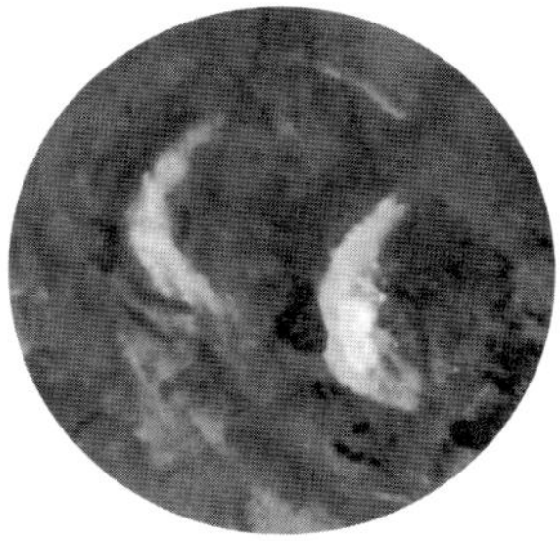

115

Entscheidende Gestalt der alttestamentlichen Überlieferung:
- bei der Namensoffenbarung Gottes (2. Mose 3 und 6)
- dem Auszug aus Ägypten (2. Mose 5–15)
- der Wüstenwanderung (2. Mose 16–19; 4. Mose)
- Zentralgestalt der Sinaioffenbarung für alle Zeiten (vgl. Sprüche der Väter, PA 1,1): übermenschliches drei mal 40tägiges Fasten beim Empfang der Tora und in der Fürbitte für Israel (2. Mose 19–34; 5. Mose 4;5)
- Empfang der Tora in dem direkten Gegenüber zum Lichtglanz- und Herrlichkeitsraum Gottes, so daß Mose den Widerschein jenes göttlichen Lichtes auf seinem ›widerstrahlenden‹ Angesicht trug, der für das Volk schier unerträglich war (2. Mose 34) (später durch Lesefehler (?) für ›Strahlen‹: ›Hörner‹; seit Reformation korrigiert).
- führt das Volk zum Land der Verheißung (4. Mose)
- stirbt außerhalb des Landes, auf dem Berg Nebo; von Gott »im Tale im Lande Moab begraben, sein Grab bis zum heutigen Tag nicht bekannt« (5. Mose 34,5f.). Zur gesamten Mosegeschichte: 2. Mose 2–20; 31; 32; 33; 34–40; 4. Mose 1; 2; 9; 13; 14; 20; 21; 27; 5. Mose 5; 6; 31–34.

Mose (meist mit einer oder den beiden Tafeln vom Sinai) ist das am häufigsten gestaltete biblische Bildzeichen im Werk Chagalls.
So bei Chagall aus der alttestamentlichen und unendlich reichen jüdischen Prägung übernommen.

116 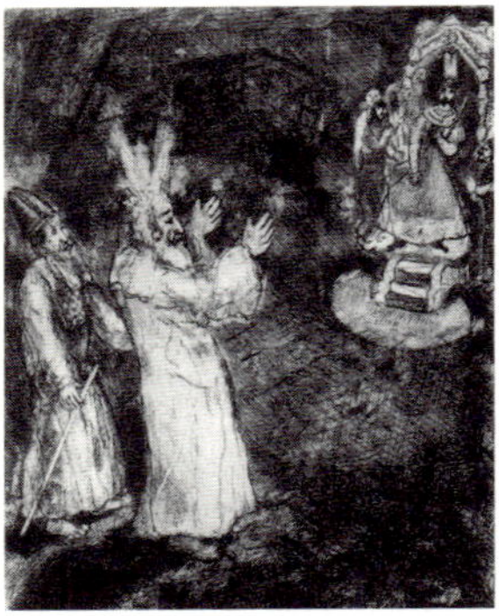

117 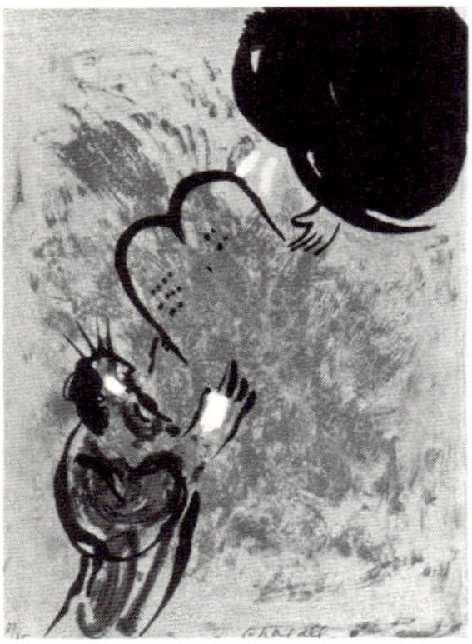

118 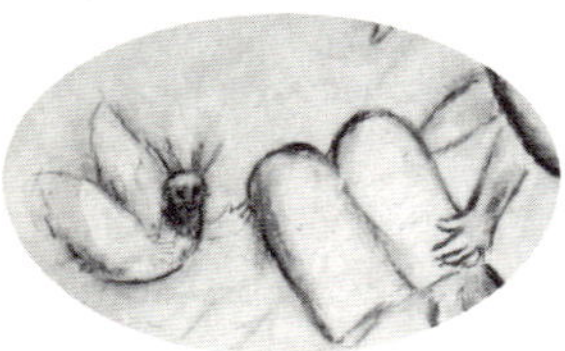

Besonders wichtige Szenen im Werk Chagalls:
Die *Namensoffenbarung* Gottes vor Mose im brennenden Dornbusch, *109 die *mühselige Freiholung* der israelitischen Sklaven aus der Macht des ägyptischen Pharao, die Hindurchführung durch das Schilfmeer *54f. 116, die *40jährige Wüstenwanderung,* vor allem aber das Ereignis, daß Mose die Tora am →*Sinai* von Gott übergeben bekommen hat, sie vom Himmel auf die Erde gebracht, und damit eine Lebensweisung (= Tora) für alle Generationen ermöglicht hat *117–119, was sowohl für die schriftliche (Pentateuch), wie für die mündliche (Mischna) Tradition gilt.
So kann Chagall einen so abstrakt klingenden Ausdruck wie »das Wunder der Gabe der Tora« in immer neuen, erstaunlichen Bildformulierungen sichtbar machen *159f.
Auch die jüdische Überlieferung, nach der Mose unter dem Kuß Gottes gestorben ist (JL IV/1,312f.), spielt für Chagalls Bildwerk eine Rolle (BIBLE 41, KINDER …, S. 50f.). So ist Mose *neben* Elia der eine der alttestamentlichen Frommen, die geheimnisvoll von Gott selbst aus dieser Welt fortgenommen worden sind (5. Mose 34,6) und (n.b. auch in der neutestamentlichen Geschichte Mark 9) immer wieder Menschen begegnen. Vgl. dazu auch die ›mystische Begegnung‹ Chagalls mit Mose nach seinen eigenen Worten (Gedicht »Pour les Artistes Martyrs«, Poèmes S. 99ff.) →Metamorphose Mose-Chagall. Nach alledem läßt sich zusammenfassend sagen, daß die Mosegestalt für ihn von unüberbietbarer Wichtigkeit ist. Mit

seinen eigenen Worten: »Mose ist die Quelle, aus der alles stammt ...« (FMeyer, S. 508).
Mose: für im Judentum nicht Beheimatete vielleicht ahnungsweise zu verdeutlichen mit ›Zeichen für ›absolute Sinngebung‹‹. BIBLE 26–42, KINDER ..., S. 32–51, →II BILD 1, 2, 5, 10, 11, 12, 16 (Vorstudien DN 1610, 1611).

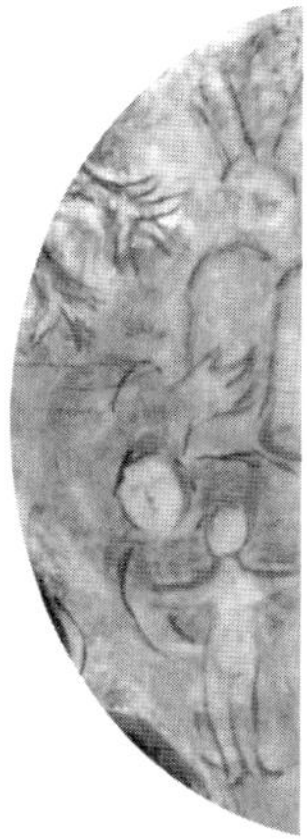
119

Musikinstrumente

In der MESSAGE BIBLIQUE ist das am häufigsten begegnende Musikinstrument:
Das →*Schofarhorn,* meist in der Hand eines Engels *157, (BILD 1, 2, 5, 8, 10, 11, 15, 16); von einem Frommen (mit Gebetskapsel vor der Stirn) geblasen, (BILD 17) *158; auch Trompete, Posaune, Horn, daneben:
Die →*Leier* in der Hand Davids *19, 35, 78, 97, bzw. Salomos (als Dichter oder Sänger des Hoheliedes), vgl. II BILD 1, 5, 12, 13, 14, 15 mit Vorstudie DN 1511, BILD 16, 17, die *Flöte* in der Hand eines Hirten oder einer Hirtin (BILD 13), eines Akrobaten (BILD 15, 16?, 17), *Zimbeln,* bzw. Tambourin *120, (BILD 14, 15, 16, 17),
die →*Geige,* oft verbunden mit Gestalten aus Chagalls Biographie *31, 64, z. B. Onkel Neuch auf dem Dach des Elternhauses von Chagall (BILD 2) *133, *Cello* und *Kontrabaß,* die Chagall schon früh bei den Straßenmusikanten in Witebsk und Liosno bewundert hatte, und Zitter.

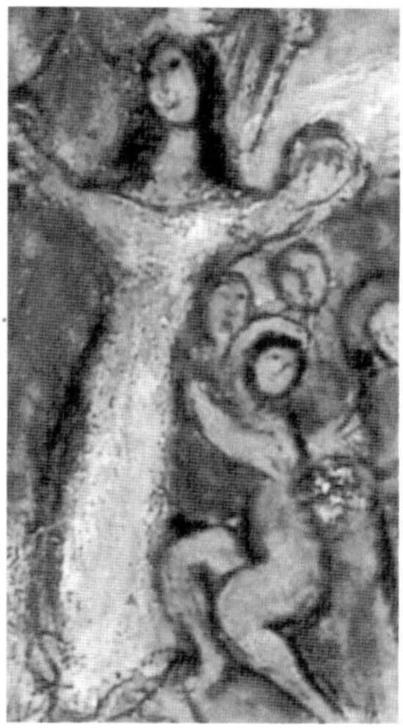
120

121

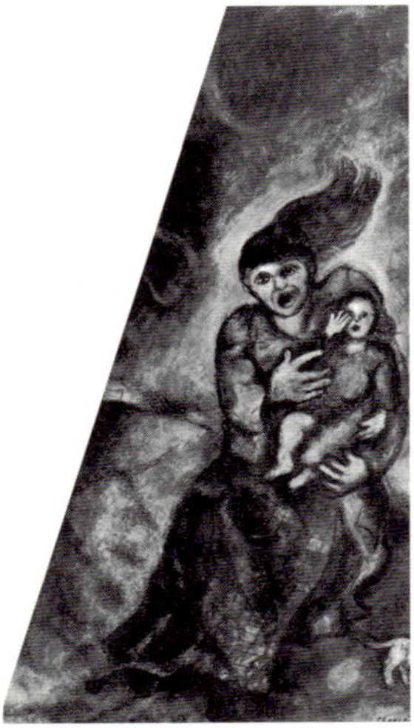

122

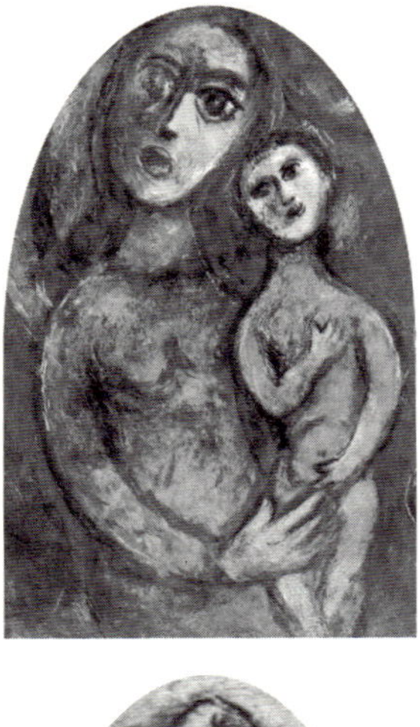

123

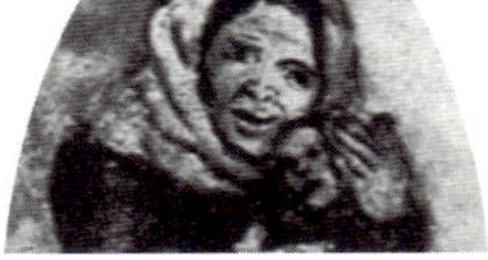

Mutter mit Kleinkind (in Pogromverzweiflung)

Auf fast allen Bildern mit apokalyptischen (Pogrom- oder Holokaust-) Schrecken ist an irgendeiner Stelle von Chagall das Bildzeichen einer Mutter mit Säugling oder Kleinkind im Arm, an der Brust oder im Schoß eingearbeitet. Manchmal ein Mann daneben oder in der Nähe, oft in Fluchtbewegung. Diese Gruppe hat manche Interpreten an den konventionellen Typus der »Heiligen Familie« erinnert. Für Chagall aber ist diese Mutter mit Kleinkind, die den Betrachter meist (als einzige Person auf dem ganzen Bild) direkt, oft mit vor Schrecken weit aufgerissenen Augen, anschaut *121–123 und damit im Sinne der Chagallschen Bildabsicht (→Construction psychique) den Dialog mit dem Betrachter eröffnet, das Bildzeichen für die äußerste Hilflosigkeit und Erbarmenswürdigkeit. Denn Männer können weglaufen, sich verstecken. Aber eine Frau mit einem Säugling ist unabwendbar ausgeliefert, das Kind wird doch schreien und sie den Häschern verraten. So gehen die Augen der Frau hilfesuchend zu dem Betrachter: ›Was soll ich tun? Kannst du mich nicht aufnehmen, verstecken, retten?‹ *123 (besonders deutlich in »Die Weiße Kreuzigung«, MBMC/D, Bild Nr. 29, »Der Engelsturz«, »Kreuzigung mit Familie« KINDER, S. 24).

Mythologische Tiere

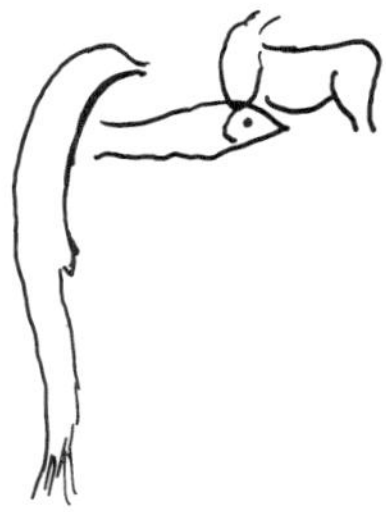
124

Wenn die alttestamentliche und jüdische Tradition auch von einer fast rigiden Enthaltsamkeit gegenüber den Mythologien der umgebenden Völker ist, so sind doch drei ›mythologische‹ Tiere in der Überlieferung zu finden: →Behemoth *21, →Leviathan *98 und →Phönix *139.
Chagall hatte auf einer Vorstudie zu BILD 4, DN 403, alle drei nebeneinander stehen *124, hat aber den Leviathan am Ende ganz fortgenommen oder ihn in den unteren linken Bildraum gesetzt.
Diese mythologischen Wesen und einige andere z. T. aus der außerjüdischen Literatur stammende (Lilith, Kentaur, BILD 2; Pan, BILD 3, Phantasiewesen, BILD 5) *125, 125a werden von Chagall nur auf den ersten fünf Bildern mit Themen für die Gesamtmenschheit notiert. Von BILD 6, d. h. mit dem Beginn der Abrahamsgeschichte, ist jede solche Erwähnung vorüber.

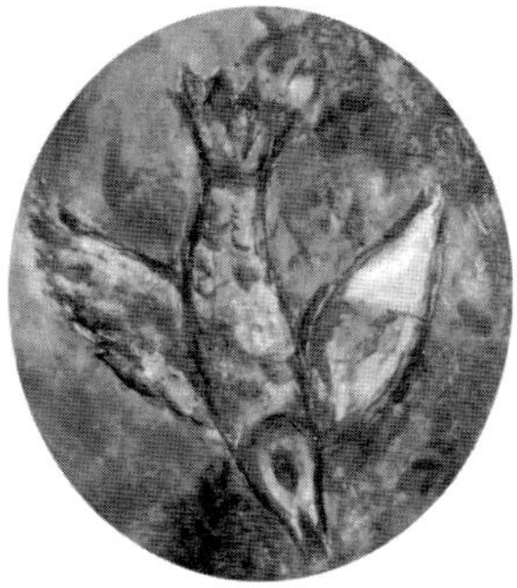
125a

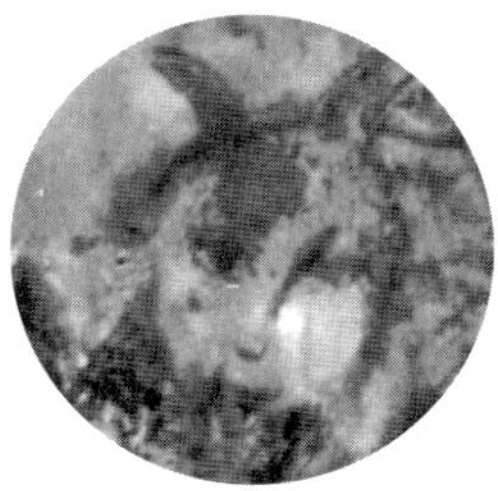
125b

Ner tamid, ewiges Licht

Biblisch: 2. Mose 27,20f.
Jüdisch: Einrichtung in jeder Synagoge, meist in der Nähe des Toraschreins. In Osteuropa in einer kleinen mit Gitter versehenen Nische *126 neben dem Toraschrein an der Ost-, bzw. Jerusalemwand (JL IV/1,454f.): Kerze, Lämpchen, das Tag und Nacht brennt und an die Gegenwart Gottes erinnern soll. (»Die Weiße Kreuzigung«).

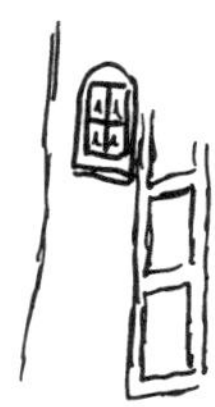
126

127
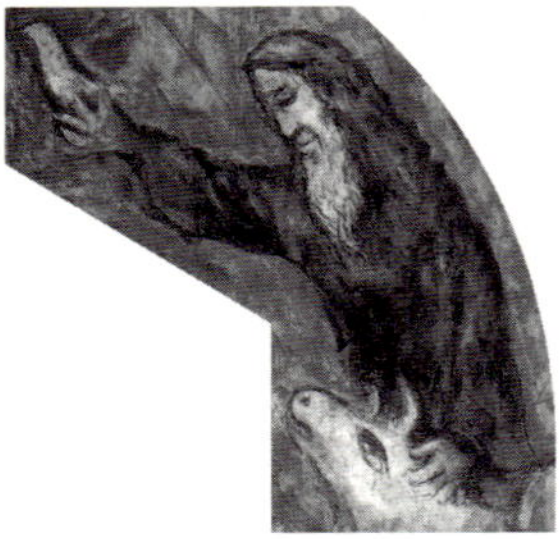

128
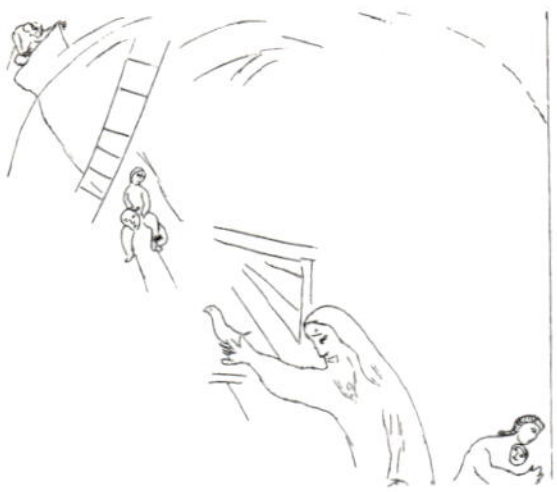

129
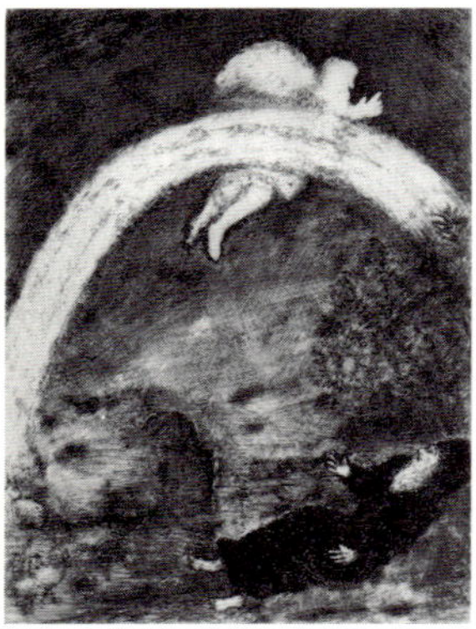

Noah

In der Hebräischen Bibel (1. Mose 5,28–9,29; Jesaja 54,9; Hes 14, 14, 20) eine Gestalt von außerordentlicher Bedeutung für die Menschheitsgeschichte. Eingeleitet wird die Sintflutgeschichte mit dem Satz: »Da wurde Gott ratlos über der vielen Gewalttat auf Erden …« (1. Mose 6,6) und Gott beschließt, diese Schöpfung zurückzunehmen. Da fiel sein Blick auf Noah, der ein איש צדיק תמים-*isch zaddik tammim,* ein »frommer, untadeliger«, »ein bewährter, ›ganzer‹« Mann (1. Mose 6,9) war, so daß Gott in ihm die Möglichkeit einer Fortsetzung dieser Schöpfung sieht.
Noah überlebt mit seiner Familie die Totalkatastrophe der Sintflut in der →Arche, →Interieurbild; er erhält unter dem (Regen)bogen-Zeichen des Friedensbundes zwischen Gott und der Schöpfung bestimmte, für alle Menschen grundsätzlich gültige Weisungen für die Orientierung in Welt und Zeit *129f. Mit diesen sieben noachidischen Geboten (nach der jüdischen Tradition für alle Menschen verbindlich: Verbot von Gotteslästerung, Götzendienst, Mord, Unzucht, Diebstahl, Brutalität gegen Tiere; Gebot der Rechtspflege) beginnt die nachnoachidische Menschheitsgeschichte. Nach der Sinflut pflanzt Noah den ersten Wein an, wird davon betrunken und verflucht seinen Sohn Ham, bzw. Kanaan (1. Mose 9,11, bzw. 9,20–27).
Chagall hat diese Noahgestalt mehrfach gezeichnet und auf ganz verschiedene Weise ihre Vorbildbedeutung *127 herausgestellt, ja er hat sich auch selbst in einer mit Noah vergleichbaren

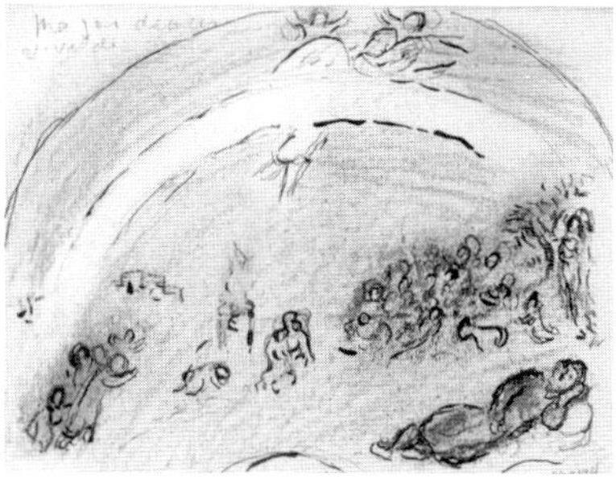
130

Situation dargestellt →Arche, wenn er die Totalkatastrophe von Sintflut und Holokaust aufeinander abbildet. Dabei sieht er sich selbst in der Linie (Diagonale→II BILD 4) *128 der ›letzten Überlebenden‹ in einer der exemplarischen Weltkatastrophen: Sintflut (mit Noah *127), Troja (mit →Aeneas *14), Holokaust (mit Chagall *131). BIBLE 2–5, KINDER …, S. 18–25, →II BILD 4, 5

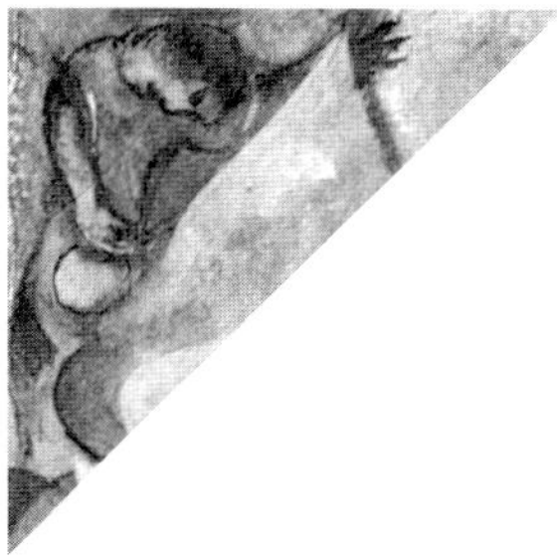
131

Orte im Bildwerk Chagalls

Unter den zahllosen Ortschaftsandeutungen oder -ausführungen im Werk Chagalls lassen sich an bestimmten Zeichen sehr häufig vier Orte eindeutig identifizieren, die für Chagall von großer Bedeutung sind: →Jerusalem, →Paris, →(St. Paul de) Vence, →Witebsk. Andere Orte kommen jeweils bei einer Reverenz vor dem genius loci in ein Bild (vgl. Gemälde in der Metropolitain mit Silhouette von New York; Fenster in Sarrebourg und Reims mit dortigem Lokalkolorit).

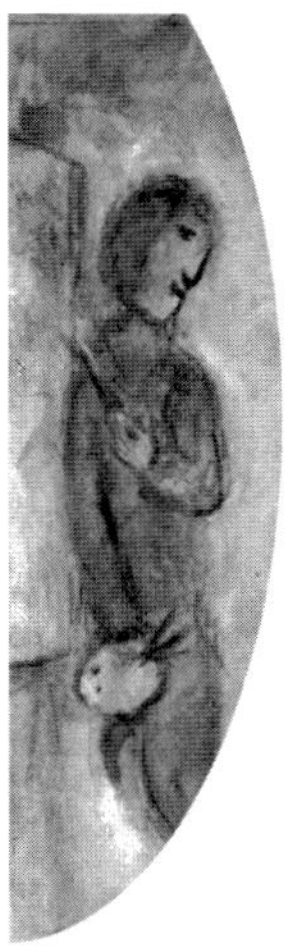
132

Palette und Pinsel

Diese beiden Zeichen sind von Chagall am häufigsten (→Geige) in seinem Werk zur Identifizierung seiner Person auf einem Bild verwandt worden. Meist sind es zwei Pinsel, die in der Palette stecken *131f. (Vgl. II BILD 3,

4, 5, 12 mit Vorstudie DN 1218, BILD 15, 16).

Paradies

In Chagalls Darstellung des »Paradieses« (vgl. II BILD 2) ist es nicht als prähistorisch-metaphysiche Lokalität verstanden, sondern im Sinne des jüdischen Midraschs (Kommentars): Erfahrungsraum eines jeden Menschen. Deshalb setzt Chagall seine beiden ›Paradiese‹ mit in das Bild:
→Witebsk (Heimat, Eltern, Bella) oft kopfüber, wie ein Spiegelbild im Wasser erscheinend, m.a.W. nur noch ›im Reflex der Erinnerung‹ vorhanden *133;
→St. Paul de Vence (Vava), oft mit dem von ihm und Vava bewohnten Haus etwas (links) abseits der Stadt *134.

133

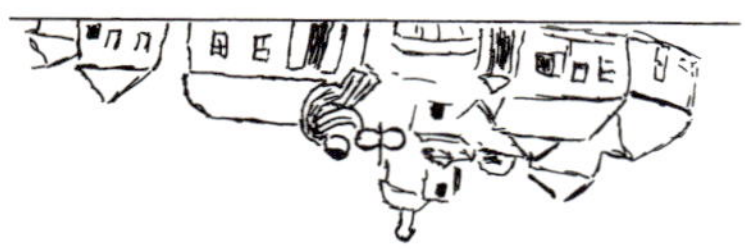

134

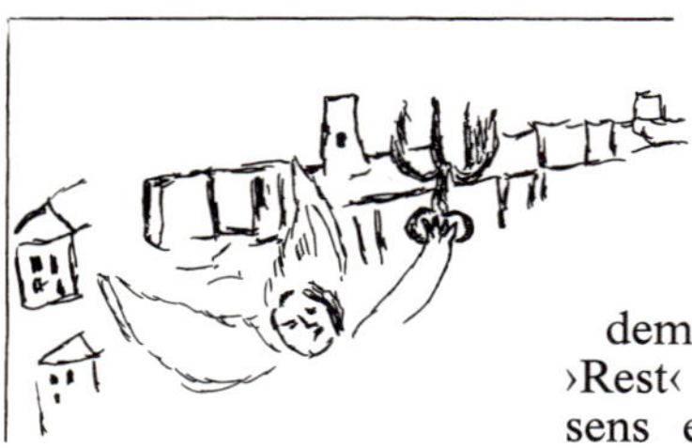

Im übrigen zeigt das Paradiesesbild die biblische Fortsetzung des Schöpfungsbildes (vgl. II BILD 1): Das →androgyne, »mit männlichen und weiblichen Anteilen« begabte Adam-Erdwesen aus 1. Mose 1,27 →Adam und Eva) ist, gemäß 1. Mose 2,21f, in einem Tiefschlaf versunken *11. Gott hat ihm einen Teil genommen und schafft (halb verdeckt durch eine Wolke) zu dem nun als ›Mann‹ bezeichneten ›Rest‹ des ursprünglich ›ganzen‹ Wesens eine entsprechende ›Hilfe zum (Wieder-) Ganz-sein‹, die Frau, Eva.
Beide stehen auf der rechten Hälfte von BILD 2 unter dem verlockendfarbig gemalten →»Baum der Erkennt-

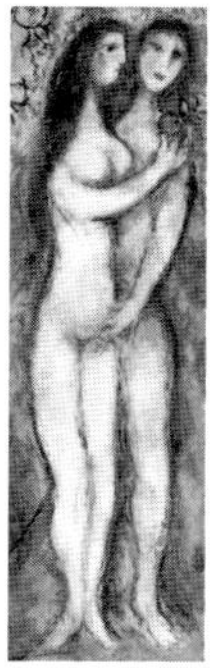
135

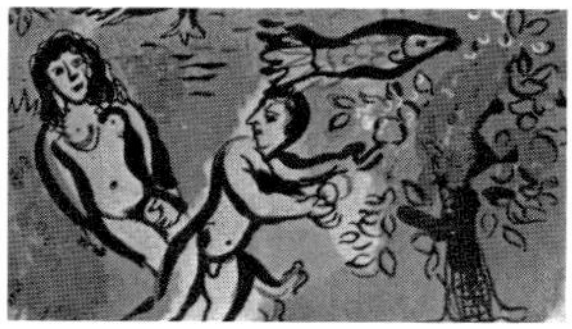
136

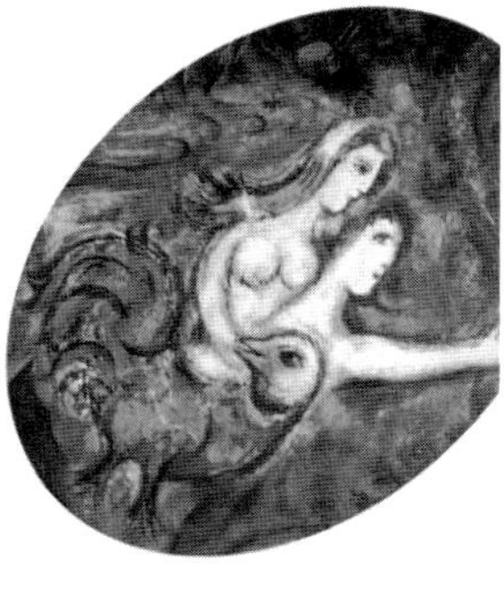
137

nis von allem, wie es sowohl gut als auch böse ist‹, aus dem die →Schlange ihnen das Essen der Frucht mit den besonderen Folgen insinuiert. Eva reicht dem Adam die Frucht zu *135 oder mehrmals bei Chagall Adam der Eva *136. Über dem Baum das ›göttliche Wesen‹ mit den zwei Kennzeichnungen: dem Freudengestus über dieser paradiesischen Welt und seinen Menschen, und dem ahndenden (Schwert-) Stab in der Hand *24 →Beide Seiten Gottes.
Das Essen dieser Frucht wird die Folgen haben, die jeder Mensch erfährt, wenn er unweigerlich die (›Licht und Schatten‹)-Polarität *20 der Welt und seiner selbst kennenlernt.
Im folgenden Bild, →II BILD 3, wird die →Vertreibung aus dem Paradies bildhaft erarbeitet: →Adam und Eva werden hinausgehen auf ihren Menschenweg, begleitet von der Schlange *137, die immer als Zeichen für das Versuchen (theologisch daraus der Begriff ›Versuchung‹), das Experimentieren- und Sich-Ent›scheiden‹-Müssen des Menschen steht. Aber dieser Gott, der dem Menschen nicht ersparen wird, die Folgen, die sein Weg-›Versuchen‹ hat, zu tragen, geht auf diesen Wegen mit und begleitet ihn. Vgl. dazu im Paradiesesbild BILD 2 am rechten Bild-›Ausgang‹ Mose mit den Tafeln *119, und ebenso den Geleitgestus des Vertreibungsengels *175, →II BILD 3.

Paris und Chagall

Nach Chagalls mehrfacher Versicherung ist er »in Paris zum zweiten Mal geboren worden«; oder er kann Paris nennen »mein zweites Witebsk«. 1910 kommt er durch die finanzielle Unterstützung eines St. Petersburger Mäzens, Winawer, in dieses damalige Mekka der modernen Malerei, das dabei ist, konventionelle, Raum- und Farb-Definitionen aufzubrechen. Besondere Freundschaft verbindet ihn zeitlebens mit Robert Delaunay und seiner Frau Sonja, die den neuen orphistischen Farbkreis entwerfen; vor allem durch George Braque hat er die kubistische ›plans-superposés-Technik‹ kennengelernt.

138

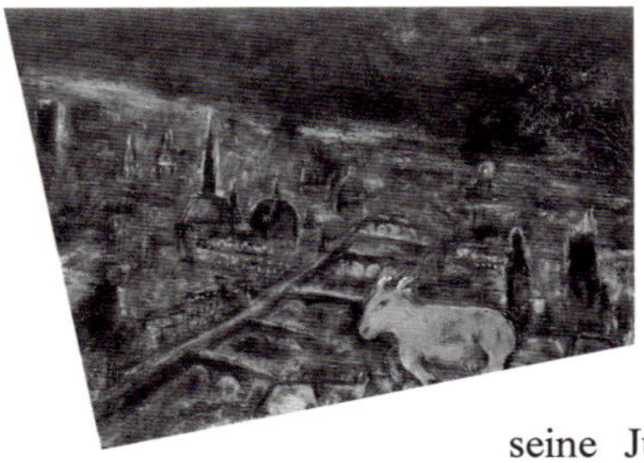

Durch Vermittlung Guilleaume Apollinaires, Vollards und Basks werden im Juni 1914 Bilder von ihm bei Herbert Walden im »Sturm« in Berlin ausgestellt. Er gilt sofort als ein Wortführer der Moderne, fährt nach Witebsk weiter, um seine Jugendfreundin →Bella Rosenfeld zu heiraten (1915), wird vom ersten Weltkrieg überrascht und zum Militärdienst eingezogen.

Nach der Oktoberrevolution wird er Kunstkommissar und Leiter der Kunstschule in Witebsk. 1921 in Moskau, wo er das jüdische Kammertheater ausgestaltet. 1922 erlaubt Lenin ihm die Ausreise. Nach einem Jahr Arbeit bei Hermann Struck in Berlin (Radierung, Holzschnitt), kehrt er nach Paris zurück, wo, besonders durch Vollard, bedeutende Aufträge auf ihn warten.

1939 im Frühjahr geht die Familie Chagall mit ihren Freunden Delaunay aus Paris in die Provence (Gordes), um das Licht des Südens (van Gogh, Cézanne) zu haben.

1941 ermöglichen die Amerikaner der Familie die Flucht vor der Auslieferung durch die Vichy-Regierung an die Deutschen und in die Vernichtungslager durch Aufnahme in die USA.
1945 kehrt Chagall zunächst, 1947 endgültig nach Frankreich zurück (Lithographe I, S. 21). Zuerst nach Paris, ab 1950 an die Côte d'Azur.
Bildzeichen für Paris bei Chagall: Eiffelturm *41, Notre Dame, Seinebrücken *138, Opéra, Bastille u.a. Werk für Paris: Deckengemälde der Oper.

Pentateuch →Tora

Phallische Bildzeichen: →Weibliche und phallische Bildzeichen

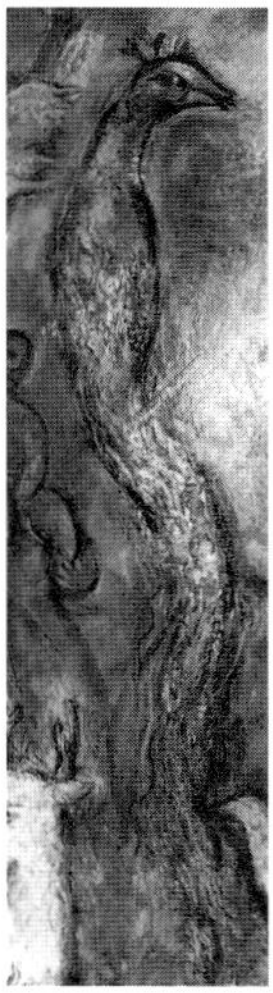
139

Phönix

Eines der drei →mythologischen Tiere des Judentums (→Behemoth, →Leviathan). Ein oft mit dem Pfau verglichener Wundervogel *139ff., von dem die Juden in der griechischen Diaspora erzählen hörten, daß er ›unsterblich‹ sei, nämlich jedesmal, wenn die nach einem Weltjahrumlauf (bei Herodot II,73: 500 Jahre) senkrecht über seinem Nest stehende Sonne ihn mit ihrer Glut verbrenne, er aus seiner Asche sofort wieder erstehe (RGG 5,357ff.) Die Achtung vor der gründlichen Welterforschung und -beschreibung der Griechen und die Ehrfurcht

40a 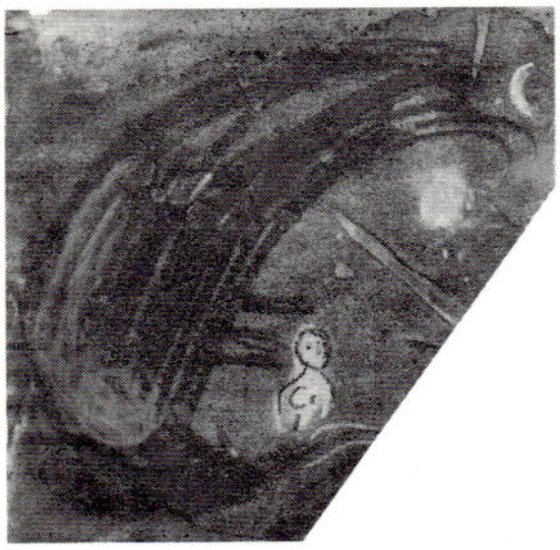

vor der Tora, nach der seit dem »Sündenfall« alle Wesen sterblich sind, haben den Vogel Phönix zum beliebten Spekulationsobjekt gemacht, z. B. mit der Vorstellung, wenn es ihn denn wirklich gebe, müsse er gerade nicht im Paradies gewesen sein, als der Sündenfall passierte (Ginzberg I,32) →II BILD 2, 4.

40b 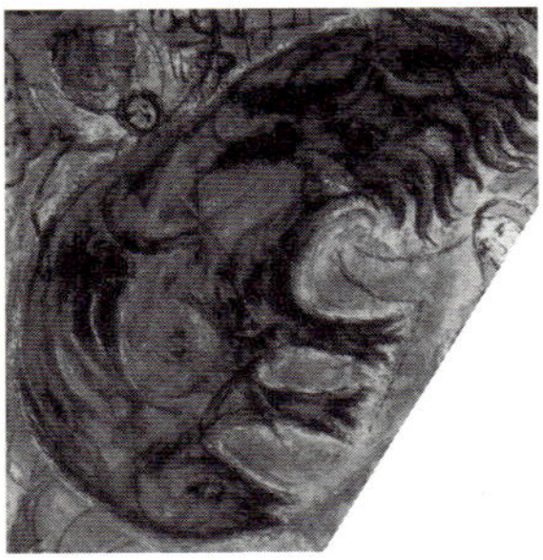

Propheten

Unter den Propheten werden von Chagall oft vor allem die sog. ›großen‹, Jesaja, Jeremia und Ezechiel, dargestellt. BIBLE 90–105, KINDER ..., S. 56–63.

Wo die Hebräische Bibel überhaupt Biographisches über die Propheten notiert, wird der erstaunliche, von allen anderen Menschen absondernde Auftrags-Anruf und -Zwang deutlich. Während anderen Menschen freigestellt wird, ob sie dem mit der Zugehörigkeit zum Gottesvolk gegebenen Anruf zum Tun folgen wollen, werden die Propheten gegen ihr Widerstreben (»ich bin zu jung«, »ich habe eine ungeschickte Sprache«) gezwungen, neben Verheißungsworten ihren Warn-, Mahn- oder Drohauftrag ihrem Volk gegenüber unter Lebensgefahr zu tun.

Chagall hat dieses außerordentliche Herausgerufen- und Angerufensein in besonderen Zeichnungen dieser Propheten herausgestellt, so besonders bei Ezechiel (Ezechiel 2,8–3,3) *141 BIBLE 105, →II BILD 12.

141 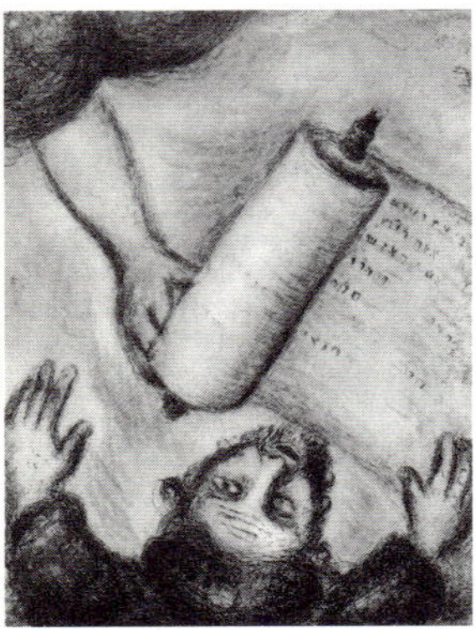

Purim →Esther

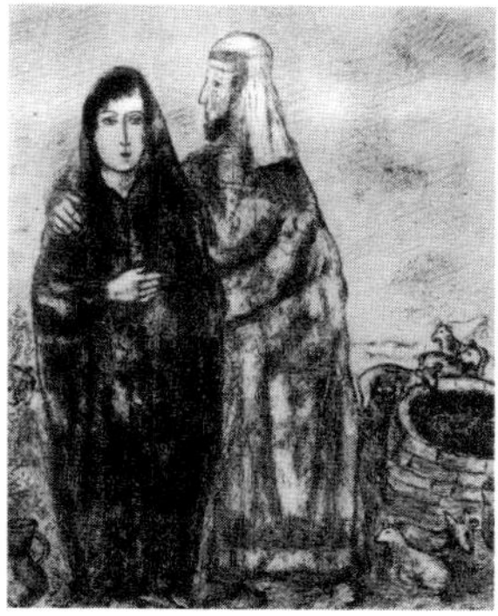
142

Rachel

Zweite und Lieblingsfrau →Jakobs (1. Mose 29; 30; 35). Jakob und Rachel – eines der beispielhaften Liebespaare in Literatur und bildender Kunst.
Von Chagall mehrfach mit großer Einfühlungskraft *142 (BIBLE 15, MBMC/D, Bild Nr. DN 901) gezeichnet. Vgl. Rachels Grab *91.
Nach dem jüdischen ›Kommentar‹ hat Rachel mit Jakob für die Brautnacht ein Erkennungszeichen vereinbart, es dann aber Lea verraten, um die Schwester nicht zu beschämen, die anstelle Rachels die erste Frau Jakobs wird. Vgl. dazu die ausführliche Nacherzählung dieses Midraschs in: Gisela Hommel, Frauen wie Debora, Freiburg 1986, Herder Tabu 1316, S. 27–38.

Retusche

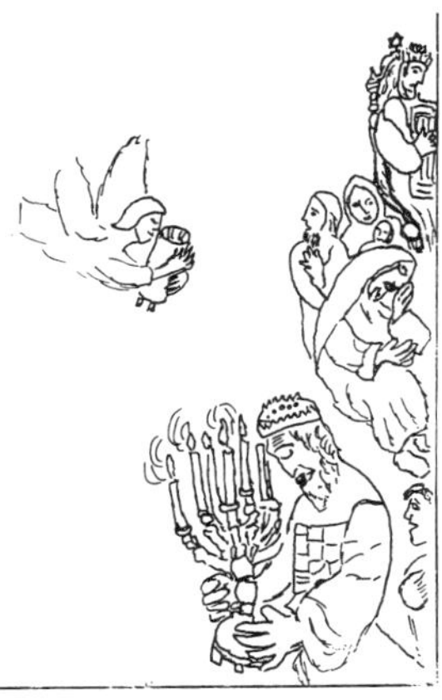
143a

Chagall bezeichnet seine Arbeit als einen Vorgang, bei dem er »Schichten seelischer Wirklichkeit ... auf die Leinwand« transportiert und dort ablegt →Construction psychique *34a.
Diese ›Schichten‹ können nebeneinander abgelegt werden, aber auch übereinander, sich überlappend. WHaftmann hat in seinem Band: Marc Chagall – Gouachen, Zeichnungen, Aquarelle, Köln, 1978[2] dargelegt, welche Rolle in dem oben angedeuteten Zusammenhang für Chagall die Gouache gewonnen hat, konnte er damit

143b

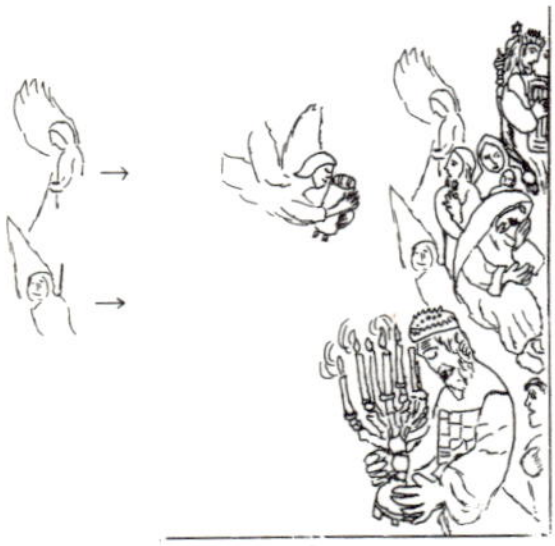

doch das Übereinanderlegen von Schichten besonders leicht zu Wege bringen.

Aber auch in seinen großen Ölbildern kommt dieses Ausdrucksmittel der Schichtung, auch der inhaltlichen, zur Anwendung und zwar durch die Retusche. Chagall bringt in solchem Fall auf die gemalten Gegenstände eine neue Farbfläche auf mit anderen Gegenständen – aber er übermalt die untere Schicht nicht, sondern macht den Farbauftrag der oberen Schicht so durchsichtig, daß darunter eine andere ›Schicht‹ hindurchschimmert und gewissermaßen das an der Oberfläche liegende Bild auf (seine) Hintergründe hin tiefenscharf macht. →II BILD 8 Jakobs Traum, wo die Tiefenstaffelung der Trauminhalte, wie sie – für jeden in der Traumpraxis erfahrbar – nach vorn treten und wieder verschwinden, durch diese Retuschentechnik dem Betrachter des Bildes fast erlebbar wird. →II BILD 12 *143a, b: die hinter dem alles bestimmenden Glanz der Herrlichkeitsoffenbarung des ›Umscharten‹ (Zebaoth-) Gottes zu erkennenden ›Chöre‹ der Engel; in BILD 6 *144a, b die ›hinter‹ dem vertrauenden Abraham bereits (retuschiert) sich verbergende Szene des zum Ganzopfer auf den Hölzern gefesselten Isaak. →II BILD 5: Mythologische Wesen *145a, b.

145a

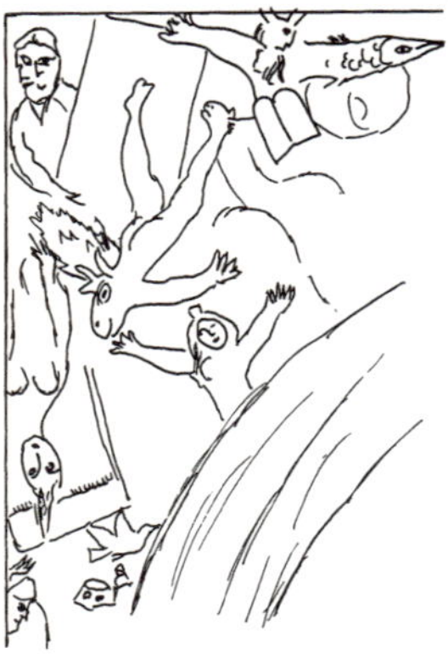

145b

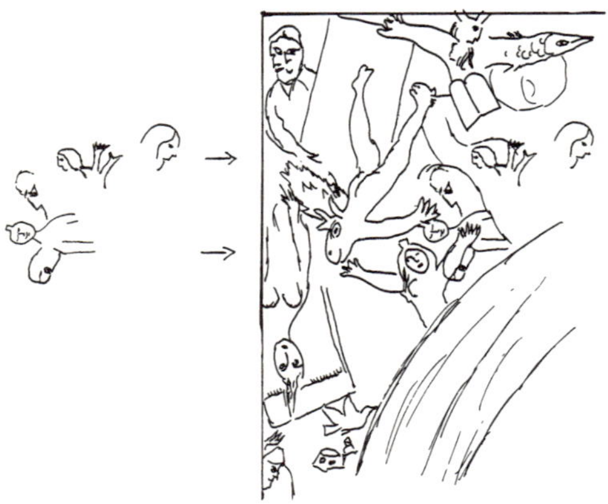

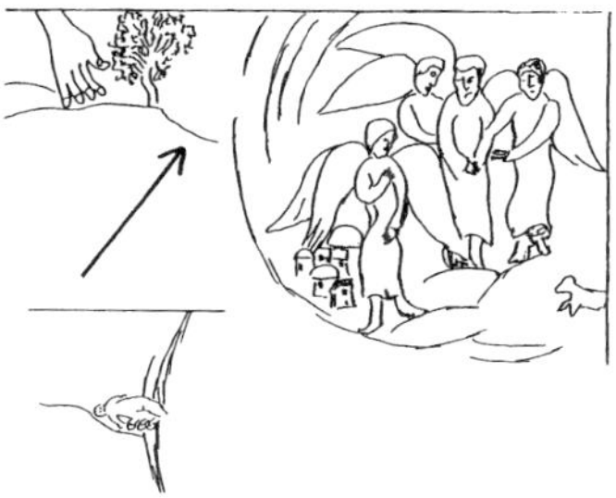

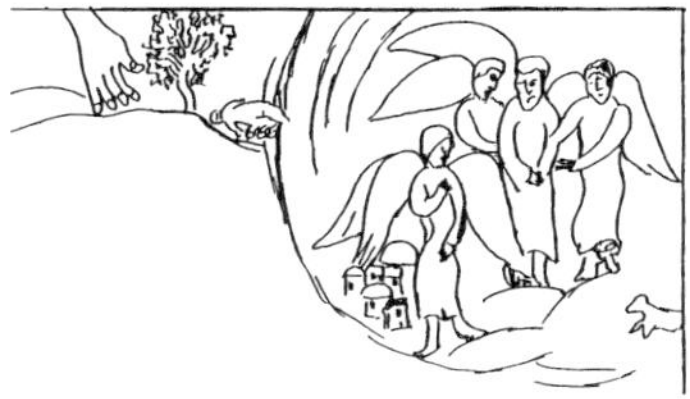

144
144

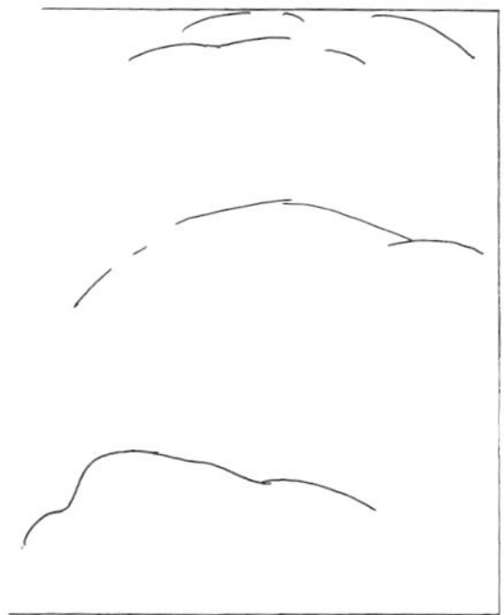

146

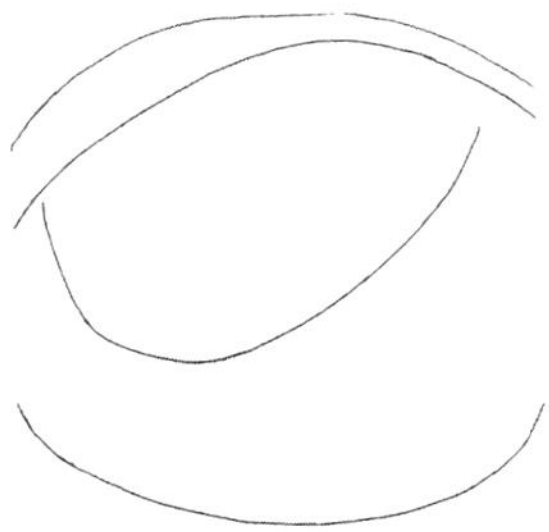

147

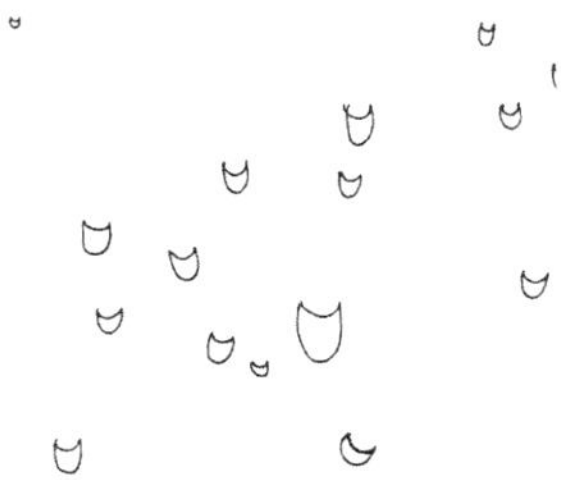

147

Rhythmus

Wie stark in Chagalls Werk Malerei und Musik sich nahekommen, fast ineinander übergehen, ist oft bemerkt worden. So wundert es nicht, wenn Begriffe, die eher in der Musik(literatur) zu Hause sind, wie das Wort Rhythmus, in Selbstbeschreibungen der Werktheorie Chagalls begegnen.
Zum Bild »Der Geiger« von 1912–1913:

> Dieses Bild ist eine Konstruktion aus Dreiecken. Sie können es auseinandernehmen. Ich suchte nach einem Rhythmus. Die Schritte im Schnee, die drei übereinandergesetzten Köpfe, die abgestuften Häuser sind Wiederholungen wie in der Musik Strawinskys.
> (Schmalenbach-Sorlier, S. 40).

Dieses Element findet sich auch in der Message Biblique, und seine Beachtung ist für das Sehen von Bildaufbau und -inhalt hilfreich *146.
→II BILD 4: Diagonale mit den drei ›Noah-Typen‹ Noah, Aeneas, Chagall *128 →Aeneas, Noah; Kopf- und Armhaltung des Noah und Chagalls *127f. BILD 6: Der ›göttliche Engel‹ und Abraham in ihrer blauen Farbzuordung,

47c

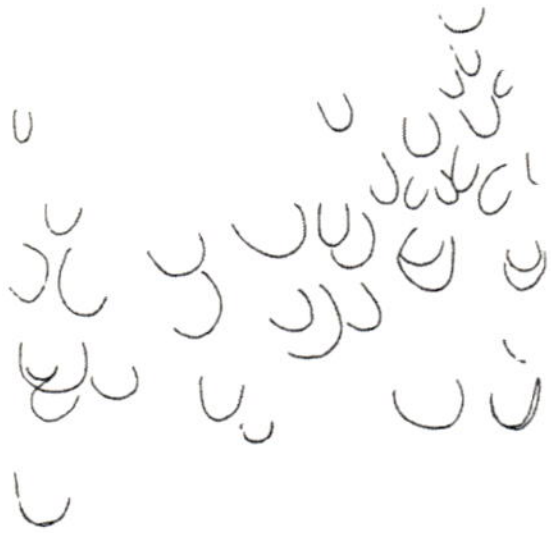

ihrer gegenständigen Tischposition, in Kopf und Körperneigung. BILD 7: Rhythmus der ›Horizontlinien‹ *146. BILD 11: zwei ›Ströme‹, Rhythmus der Bogenlinien des Goldfeldes, der Gegensatzbögen *147a, der Gefäße *147b, der Arm-bzw. Körperhaltungen des Volkes, *147c. BILD 15: der Rhythmus der Kreisformen *148. →II BILD 17: parabolische Form der Flußlinie mit dem astralen Brennpunkt *149.

148

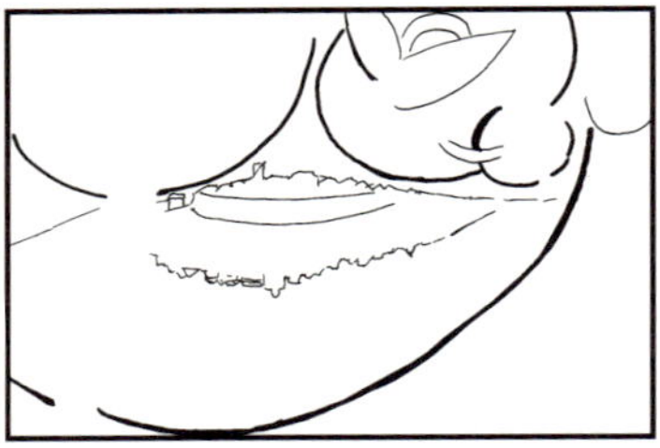

149

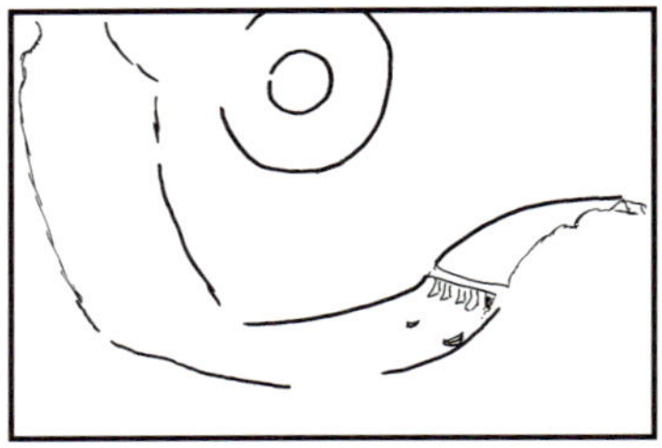

Salomo

Sohn und Nachfolger des Königs David. (2. Sam 12,24f; 1. Kön 1–11; 2. Chr. 1–9. →Thronsessel Salomos *168). Er hat nach der biblischen Überlieferung den Tempel gebaut und das von David geschaffene einheitliche israelitische Reichsgebiet innen- und kulturpolitisch ausgebaut. Er gilt als ein großer Weisheitslehrer. Berühmt ist sein weises Urteil in der Rechtsentscheidung über die Zugehörigkeit eines Säuglings, um den zwei Mütter sich vor ihm streiten (1. Kön 3,16ff.). Die biblische Überlieferung hat die weisheitlichen Schriften (Sprüche, Prediger) und das Hohe Lied der Liebe Salomos *150 mit dem Namen Salomos verbunden. Das Liebespaar, das im Hohelied die wurzelverwandten Namen Salomo und Sulam(ith) trägt, ist von Chagall als König (Salomo) und Freundin dargestellt. BIBLE 76–81, vgl. II BILD 13, 14, 16.

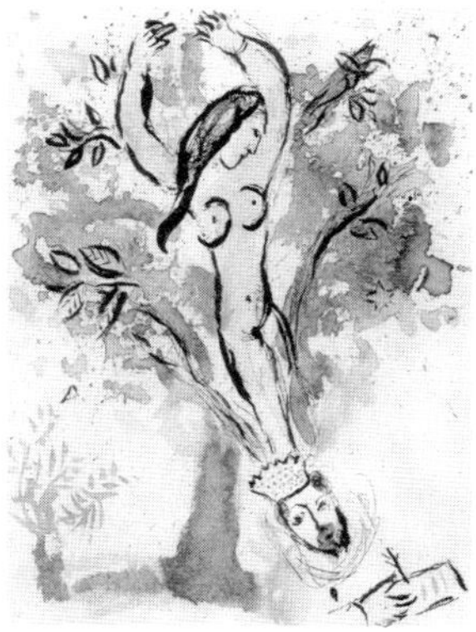
150

Sara

Erste (> ›Erz‹-) Mutter Israels, Frau Abrahams, Mutter Isaaks. (1. Mose 15; 16; 17; 21; 23). Bis ins hohe Alter kinderlos. Endlich wird ihr nach der biblischen Darstellung wunderbarerweise der Sohn →Isaak noch geboren. Als Abraham mit Isaak davonzieht, um ihn für Gott auf dem Berg Moria zu opfern, spürt Sara das, nach der einfühlsamen Erzählung des Midrasch (Kommentar), aus der Ferne, und als es ihr nach der Rückkehr der beiden bestätigt wird, stirbt sie. Von Abraham in der Grabhöhle Machpela bei Hebron begraben.

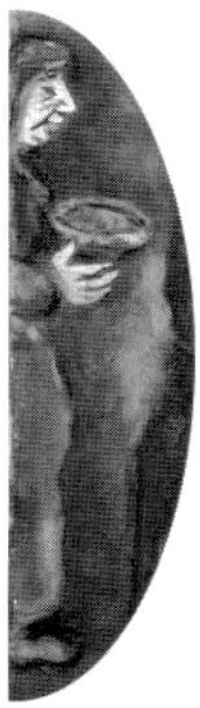
151

Chagall hat beide Elemente in seine Darstellung aufgenommen, Vgl. DN 602, 604: die alte *151 und →II BILD 6: die junge (›Braut‹) Sara *152, →II BILD 7: die verzweifelt ihre Hände nach ihrem Sohn Isaak ringende Sara *153.

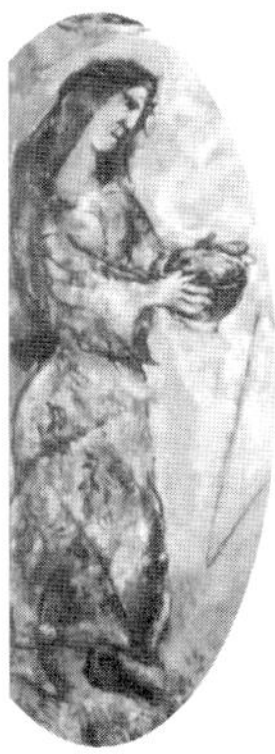
152

Schabbat →Hohelied und Schabbat

Eine der bedeutungsvollsten Einrichtungen jüdischen Lebens. »Wichtigster

153 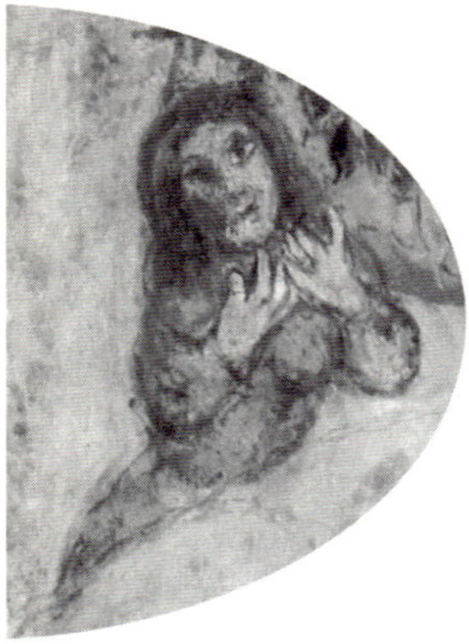

Beitrag Israels für die Kulturgeschichte der Menschheit« (Proudhon).

Religiöse Ableitung einmal aus der Schöpfungsgeschichte: am siebten Tag ruhte (schabat) Gott von seinen Werken und heiligte diesen Tag, zum andern aus dem Dekalog in der Fassung von 2. Mose 20,8–11 und der Variante 5. Mose 5,12–15.

Elemente der Schabbatfeier:

An jedem Schabbat wird der Bogen von der Schöpfung über die heutige unter den Weisungen Gottes stehende Gegenwart bis zur messianischen Zeit erlebnisnah gemacht.

Die Wohnung ist – analog zur Welt nach dem sechsten Schöpfungstag – aufgeräumt, gereinigt und mit möglichst schön gedecktem Tisch und Mahlzeit bereit für den Empfang der Braut, Königin, Prinzessin Schabbat (Schabbat im Hebr. masc. oder fem., in der Personifizierung des Tages hat sich die feminine Bedeutung durchgesetzt, in Verbindung mit dem →Hohelied der Liebe Salomos).

Bei Sonnenuntergang zündet die Mutter die Schabbatkerzen an, meist zwei wegen der beiden Verben »gedenke des Schabbattages« und »bewahre den Schabbattag«, mit denen der Schabbat Israel übergeben worden ist. Über den Kerzen wird der Lichtersegen gesprochen und oft die Woche erinnert *154.

Symbolisch werden die »beiden Engel« begrüßt und empfangen.

Die Kinder werden von den Eltern gesegnet.

Der Vater *29 spricht den Segen über den Wein und die beiden Schabbat-Brote.

Nach der Mahlzeit wird ein Teil des Wochenabschnittes der Tora durchgesprochen oder man erzählt den andern, was in der Synagoge dazu gesagt worden ist. Andere religiöse Literatur und das gemeinsame Sich-Erinnern an Erlebnisse der Woche füllen den oft lang sich hinziehenden Abend. 154

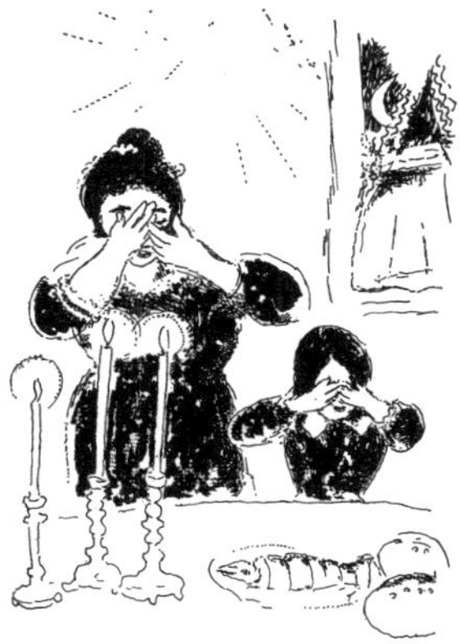

Am Morgen geht die Familie in den Synagogengottesdienst.
Das Mittagessen wird (entweder kalt gereicht oder) aus einer »Wärmekiste« genommen.
Danach Ruhen oder Besuche von Nachbarn oder Gespräche.
Schabbatausklang am Abend (»wenn die ersten drei Sterne zu sehen sind«) mit der Hawdala-Unterscheidungskerze und dem Unterscheidungssegen zwischen Schabbat und Werktagen. Dann Schnuppern am Besamin-Gewürzdöschen und in der Hoffnung auf die einst kommende messianische Zeit der Wunsch: »Git Woch!«, »schawua tow!«
Zum Schabbatabendessen am Freitag (erew schabbat) werden oft Fremde aus der Synagoge mit nach Hause genommen (›Schnorrer‹), da niemand in Israel am Schabbat hungern, dürsten oder frieren soll.
Diese Ruhe und der Friede des Schabbat wird als Vorgeschmack der ›kommenden Welt‹ erlebt: Einmal werden alle Menschen daran teilhaben, dann wird sich zeigen, daß die Schöpfung sich gelohnt hat.
Chagall hat diese Schabbatabende, die er ca. 20 Jahre lang in seinem Elternhaus erlebt hat, mehrfach gemalt *29, 154 oder ihre prägende Kraft für sein Leben beschrieben Mein Leben S. 12, 20, 24–26. →II, 13–17

Literatur: Bella Chagall: Brennende Lichter.

Schechina

Wörtlich die ›Einwohnung‹ bzw. die mitgehende Gegenwart Gottes in dieser Welt. Ein tragender Begriff der jüdischen mystischen Überlieferung (Kabbala), der oft auch in dem Sinne gebraucht wird, daß es am Menschen liegt, ob er ›Gott einläßt‹. Danach hat Gott seine eigene Herrlichkeit verlassen und lebt im Exil wie sein Volk. Er wohnt den Kreaturen ein, oder eben, er wartet darauf, eingelassen zu werden. In dem Maße, in dem der Mensch mit den anderen Menschen und Kreaturen ›chassid-huldvoll‹ oder gar ›zaddik-bewährt‹ umgeht, in dem Maße kann er dazu beitragen, Gott aus seinem Exil zu befreien bzw. zu ›erlösen‹. Chagall hat diese sehr spirituell-mystische, aber das Leben der chassidischen Gemeinden elementar prägende, Vorstellung mehrfach in seinem Werk ins Bild gesetzt →II BILD 11.
Literatur: Buber, Martin: Der Weg des Menschen nach der chassidischen Lehre; Die chassidische Botschaft; Die Erzählungen der Chassidim; Gershom Scholem: Zur Kabbala und ihrer Symbolik, Frankfurt 1973; Kuhn, Peter: Gottes Selbsterniedrigung in der Theologie der Rabbinen, München 1968.

Schlange

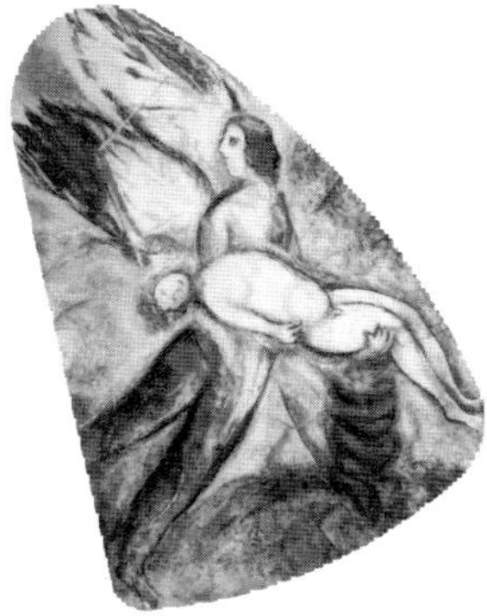
155

Chagall zeichnet die Schlange *155f., 137, weitgehend in Übereinstimmung mit der jüdischen Überlieferung, nicht als die Personifizierung eines womöglich ›widergöttlichen‹, ›teuflischen‹ Wesens, das den Menschen in die ›Versuchung‹ führt, von Gott abzufallen. Sie ist vielmehr als der Personanteil des Menschen gesehen, der dafür steht, daß das Wesen Mensch anders als alle übrigen Geschöpfe ist, weil es nicht instinktprogrammiert ist. Sondern der Mensch muß ›frei‹, ›nicht-festgestellt‹, ›instinktreduziert‹ (oder wie die Beschreibungen von Biologie, Anthropologie, Psychologie immer heißen mögen), seinen eigenen Weg ›versuchen‹ (Experiment). →Paradies. →II BILD 1, 2, 3.
Literatur: Buber, Martin: Bilder von Gut und Böse.

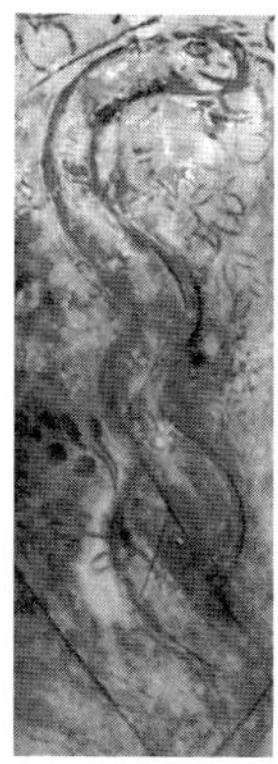
156

Schofarhorn

Widderhorn →Musikinstrumente, glatt oder mit Windungen, ausgebohrt, nur mit gelernter Kunstfertigkeit richtig zu blasen.
Biblisch in unterschiedlichen Zusammenhängen:
Militär- und Wächterinstrument.
Im ›Orchester-Psalm‹ 150 steht unter den sechs aufgezählten Instrumentengruppen der Schofar an erster Stelle.
Er kann zu freudigen und ernsten Ereignissen geblasen werden. Eine besondere Rolle spielt sein Ton bei der Eröffnung der Sinaiereignisse (2. Mose 19).

In diesem Zusammenhang steht das Zeichen oft in den Sinai-Bildern Chagalls *157.

In der jüdischen Tradition (nach 3. Mose 23,24; 4. Mose 29,1) Instrument, mit dem das Rosch haSchanah (Neujahr) eingeblasen wird. Dieses Widderhorn wird in der Tradition auf den Auslösungswidder bezogen, mit dem Gott Abraham und Isaak aus dem Opfervorgang befreit, erlöst hat. In vorgeschriebenen Tonhöhen und rhythmischen Stößen dringen die meckernden, erregenden Töne an die Ohren der Beter und leiten sie in die Liturgie dieses kultischen Vorgangs ein.

157

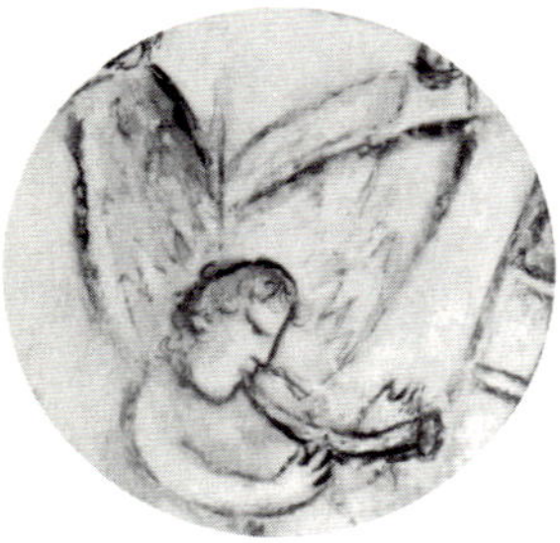

In dem Gebet »*U-Netaneh Tokef* – Wir wollen künden die Gewalt und Heiligkeit des Tages, …« wird das Gericht über die irdischen Verhältnisse mit dem himmlischen Gericht und dem Schofarblasen der Engel verbunden.

Festinhalt: Heute ist der Tag, an dem ein ganzes Jahr schließt. Vielleicht schenkt Gott der Erde noch einmal ein Jahr – so selbstverständlich ist das nicht. Was werden wir in diesem Jahr aus unserem Leben machen?

Nach festgelegten Gebeten der Gemeinde (Kewa) und freien Gebeten der einzelnen (Kawwana), werden alle nach Hause geschickt mit der Frage:

Vor einem Jahr habt ihr auch hier gestanden und euch gefragt, was ihr aus dem Wunder machen wolltet, wenn euch noch einmal ein Jahr geschenkt wird. Was habt ihr daraus gemacht?

Dann folgen die sog. zehn Tage der Teschuwah (Umkehr), in denen jeder Gelegenheit haben soll, zu seinen Eltern, Kindern, Freunden, Nachbarn zu

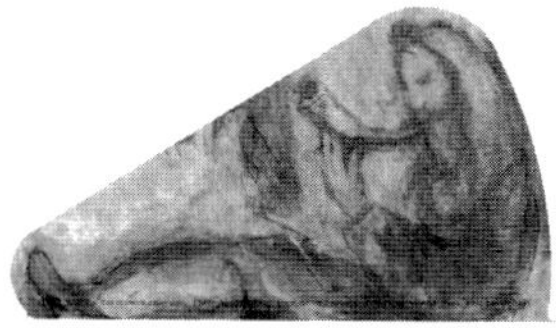
158

gehen und Ungeklärtes oder Verdrängtes zur Sprache zu bringen.
Diese zehn Tage werden abgeschlossen durch den Jom Kippur, den Großen Versöhnungstag, an dessen Ende noch einmal das Schofarhorn ertönt.
Jüdisches Leben ist von der Hoffnung geprägt, daß einst zum letzten Mal der Schofar geblasen wird, wenn mit ihm die messianische Zeit eingeblasen wird, das letzte der Weltenjahre dieser Zeitordnung, wenn für alle deutlich geworden sein wird, daß diese Schöpfung sinnvoll war, daß sie sich gelohnt hat (vgl. Jesaja 27,13; 1. Thess 4,16, 10. Bitte der Amida – Achtzehnbitten-Gebet).
Chagall hat das Schofarzeichen häufig in seinem Bildwerk, als Erinnerung an den Sinai, als ein die Gerichtserwartung bzw. die Hoffnung Israels immer wieder begleitendes Zeichen (vgl. II BILD 1, 2, 8, 10, 11, 15) oder als das Zeichen des bevorstehenden Anbruchs der endgültigen messianischen Zeit *158 →II BILD 16, 17.

Seinebrücken

Einzelne oder die lange Kette der Seinebrücken *138: neben Eiffelturm, Notre Dame, (Opéra, Bastille) eines der Hauptsymbole Chagalls für →Paris. (Vgl. »Über Paris«, Hamburg-Kunsthalle, →II BILD 17).

Siebenarmiger Leuchter →Menora

Sinai

Häufigste (neben dem Namen Horeb) herkömmliche Bezeichnung für den Berg, auf den →Mose hinaufgerufen wurde, um die →Tora, die beiden Tafeln mit dem ›Zehnwort‹ (Dekalog, Zehn Gebote) aus den Händen Gottes zu empfangen, um sie zum Volk herabzubringen als gültige Weisung für das Gottesvolk aller kommenden Generationen.

Die zweifache Darstellung dieses Ereignisses in den biblischen Berichten (2. Mose 19f. und 5. Mose 4f.) arbeitet das Ungeheure dieses Vorgangs heraus: daß wir gewürdigt worden sind, einen Gegenstand direkt aus dem Himmel in die Hände bekommen zu haben, mit zehn Worten, die dem Menschen auf den unentwegt durch Sinn- und Orientierungsverunsicherungen gefährdeten Wegen zu geglücktem (gesegnetem) Leben helfen können. Der biblische Text hebt das Überwältigende dieser Ereignisse dadurch heraus, daß er alles unter gewaltigen Blitz-, Feuer-, Donner-, Erdbeben- und Schofar-Posaunen-Phänomenen geschehen läßt.

Nach der biblischen Überlieferung hat das Volk die lange Spanne von vierzig Tagen, die Mose auf dem Sinai ihren Augen entzogen war, nicht ertragen, sondern aus Angst – unter Zustimmung des Mose-Bruders →Aaron – sich ein goldenes Stierkalb gegossen (2. Mose 32), ein Bild für den Wunsch, einen starken Gott in Sichtbarkeit bei dem einsamen und gefahrvollen Zug durch die Wüste zu haben. Als Mose mit den Tafeln, ›die beschrieben waren vom Finger Gottes‹, vom Berg herabsteigt und diesen Götzenkult sieht, zertrümmert er die Tafeln und hält Gericht unter dem Volk. Darauf wird er noch einmal hinaufgerufen auf den Sinai und muß die Tafeln, genau wie die ersten waren, selber ausmeißeln, die Gott dann noch einmal nach dem Vorbild der ersten beschriftet (2. Mose 34). Chagall hat dieses in der hebräischen Bibel immer wieder mit Erschütterung bestaunte Wunder der ›Gabe der Tora‹ in ganz unterschiedlicher Weise zu formulieren versucht. In der Radierung BIBLE 37 (KINDER ..., S. 45–47), die sich erfahrungsgemäß nur erschließt, wenn die Stellung und Haltung des Mose an diesem Steilhang in Körpersprache nachempfunden wird *159 oder in einer gegen jede Gravitationserfahrung gesetzten Diagonale *160, →II BILD 12.

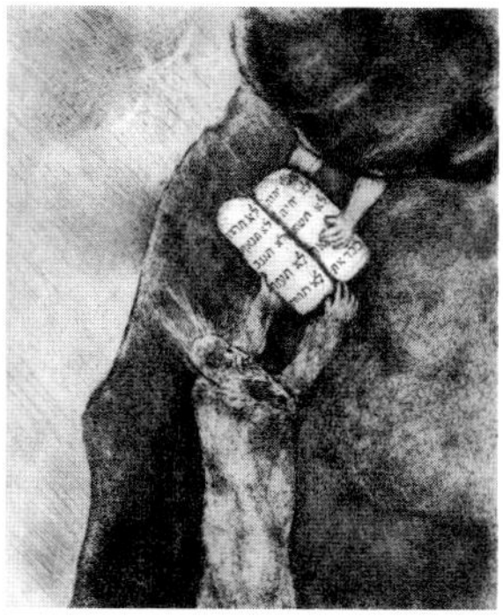
159

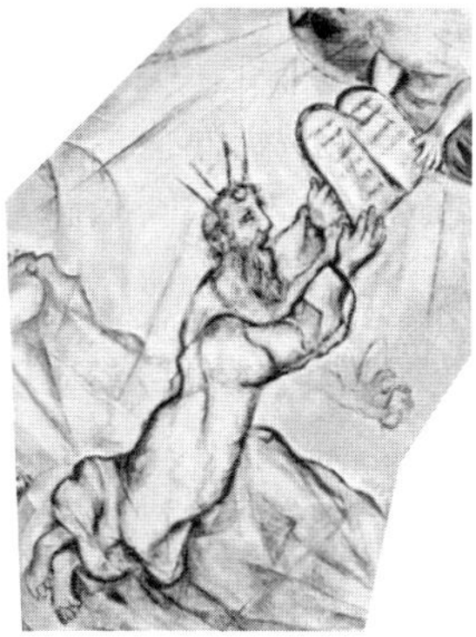
160

Bei dem Umgang mit fast der gesamten Sinai-Geschichte auf BILD 12 ist auffällig, daß Chagall entgegen der biblischen Überlieferung, nur eine winzige Gruppe (zwei oder drei Personen) um das Goldene Kalb tanzen läßt, während andere, vom Kalb abgewandt, zu Mose hinzeigen und (fast) das gesamte Volk unten zu Füßen des Sinai auf Mose wartet *160. Hier hat Chagall, wie auch in ganz anderen Zusammenhängen →II BILD 11, das Damals mit ›seinem‹ Heute durchwoben: So hat er das ganze fromme Volk seiner Witebsker und russischen Juden in Erinnerung, »alle waren sie gute Juden« Mein Leben S. 20. alle waren sie ›Mose‹, den Chagall »die Quelle, aus der alles stammt« nennt, (FMeyer, S. 508), zugewandt.

161 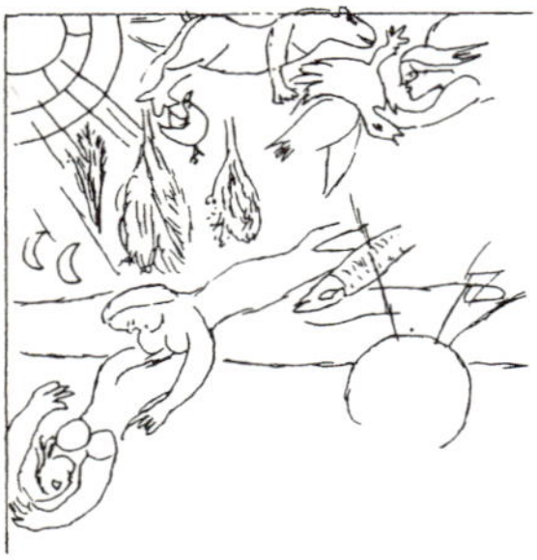

162 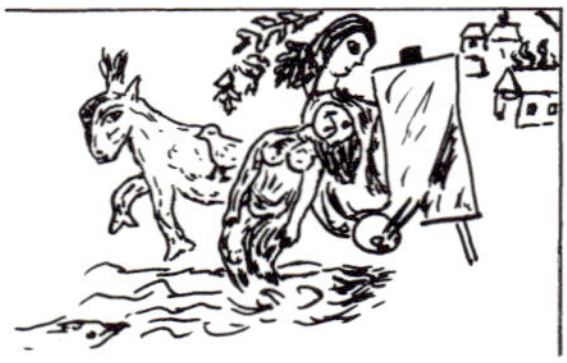

163 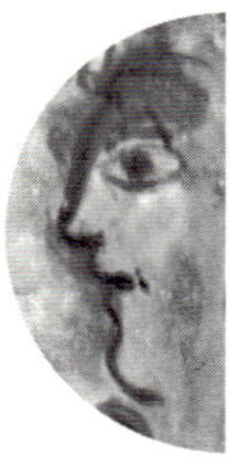

164 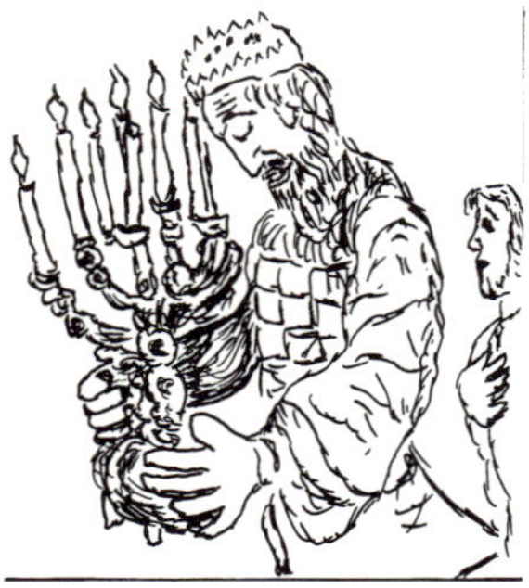

Sonne →Mondsichel(n) *161

Staffelei und Palette (mit Pinseln) *162, 131f.

Mit diesen Zeichen seiner künstlerischen Existenz hat Chagall sich auf zahllosen Bildern gemalt, so daß sie als Identifikationszeichen für ihn selbst →Palette, Geige gelten können. Vgl. II BILD 3, 4, 5, 8, Vorstudie DN 815, BILD 12 Vorstudie DN 1218, BILD 15, 16 und Vorstudie DN 1602.

»Stifterfigur«

Auf vielen Bildern Chagalls steht irgendwo ganz am Rande, manchmal nur mit dünner Pinselumrißzeichnung eine Person *163f. oder ein Gesicht, das noch in das Bild hineinschaut. An wenigen Stellen kann man es durch Attribute als Selbstkennzeichnung Chagalls identifizieren. Vgl. II BILD 7, 9, 12, 13, 17. (Sorlier, S. 221: »Chagall nahm die Tradition auf, derzufolge das Porträt des Stifters auf dem Bild zu erscheinen hat ...«)

St. Paul de Vence

Heimat mit Vava. Die Stadt mit Festungsmauer und Stadt- (und Kirch-) Turm, oft daneben ein einzeln stehendes Haus *165, bei dem an Chagalls abseits von St. Paul stehendes

Haus zu denken ist, vgl. II BILD 16. 165

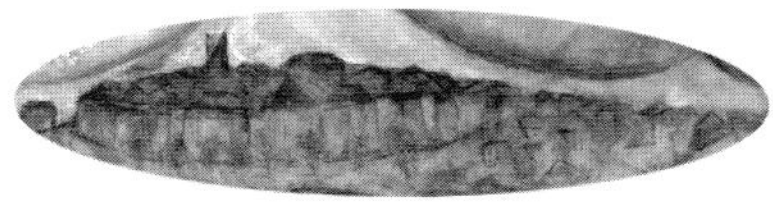

Strahlenbündel am Kopf des Mose

Nach dem biblischen Bericht kam Mose aus dem Gegenüber der Lichtglanzherrlichkeit (Kawod) Gottes vom Sinai herab und sein Angesicht strahlte (qaran) den Lichtschein Gottes noch so stark wider, daß das Volk aufschrie: »Wir können das nicht ertragen!« Deshalb mußte Mose sich eine Decke auf sein Angesicht legen (2. Mose 34,29–35). In der frühen christlichen Kunst hatte Mose den vollen Nimbus wie die Heiligen.

Irgendwann ist ein Abschreibe- oder Übersetzungsfehler an dieser Stelle unterlaufen, so daß das Wort qaran als qärän (Horn) vokalisiert wurde, in der Übersetzung: Mose kam gehörnt vom Sinai zurück[27]. Daher hatte Mose in der darstellenden Kunst lange Zeit zwei Hörner *104b, d. Erst nach Renaissance, Humanismus und Reformation, die zurückwollten zu den Quellen und wieder hebräische Texte zu lesen verstanden, wurde der Fehler korrigiert. Danach verschwanden bald die Hörner. Zwar bekam Mose nicht wieder den vollen Nimbus, sondern die beiden Strahlenbündel, die eine Kombination aus dem Nimbus und den Hörnern darstellen *166, 2, 104c, 116–118, 159f.

Der Vorteil für Mose ist deutlich: er ist unter allen mit Nimbus oder ähnlichen

[27] Oder war es ein Abschreibfehler in der lateinischen Bibel: cornuatus statt coronatus?

166
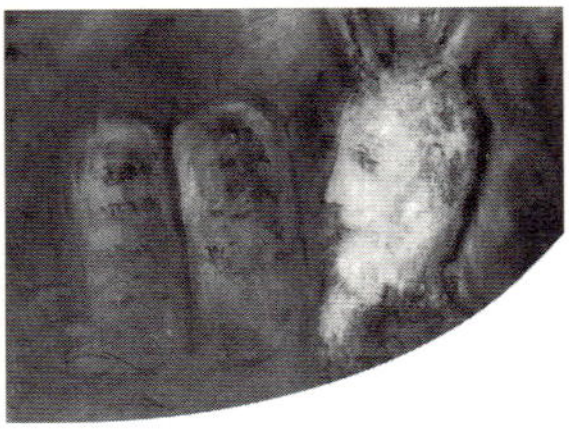

Attributen dargestellten Figuren sofort zu identifizieren.

Sulamith →Salomo

Symbol →Construction psychique, Metapher

Diese Enzyklopädie enthält sich fast puristisch streng des Wortes ›Symbol‹ in der Chagall-Darstellung. Das hat zunächst zwei Gründe:
Einmal ist die Gefahr groß, bei Lesern rasch Vorverständnisse von religiöser Symbolik zu aktivieren, die vom ungestörten, entdeckenden Hinsehen auf die Chagallbilder ablenken könnten. Zum andern ist die Symboldiskussion der letzten Jahrzehnte so differenziert, daß dieser Begriff der Verständigungssprache nun fast entzogen worden ist. Letztlich aber sind maßgebend und leitend Chagalls eigene Äußerungen zu seinem Werkverständnis:

> Man darf keine Bilder mit Symbolen machen … Wenn ein Kunstwerk ganz und gar authentisch ist, gibt es von selbst Symbolisches darin, so wie bei Klee, Grünewald, Mozart … Man darf nicht mit dem Symbol anfangen, sondern muß zum Symbol kommen … (FMeyer, S. 14).

Die sich jeder Beschreibbarkeit entziehende asketische, authentische und produktive Leistung Chagalls auch unter diesem Werkaspekt, wird vielleicht besonders deutlich und anschaulich, wenn man ein sog. Symbollexikon ein-

sieht und sich vorstellt, was es bedeutet, daß Chagall den Versuchungen nicht erlegen ist, diese bereitliegenden Symbole irgendwie zu übernehmen.
Die nachfolgenden Sätze mögen eine Vorstellung vermitteln von dem, was Chagall unter Authentizität für sich selbst verstanden und von sich selbst verlangt hat:

> Der Mensch sucht etwas Neues: Unablässig muß er die Authentizität seiner Sprache wiederentdecken – einer Sprache, die der der Primitiven nahekommt, der Menschen, die ihren Mund zum erstenmal öffneten, um ihre einzige und einzigartige Wahrheit zu sagen. Ein Bild ist für mich eine mit der Darstellung von Gegenständen (Objekte, Tiere, menschliche Formen) bedeckte Oberfläche, bei der Logik und Illustration keinerlei Rolle spielen. Es gibt vielleicht eine mysteriöse vierte oder fünfte Dimension – vielleicht nicht nur des Auges –, die die plastischen und psychischen Kontraste im Gleichgewicht hält, indem sie das Auge des Betrachters mit neuen und ungewöhnlichen Kontrasten durchdringt.
> Weder die »reelle« noch die »konventionelle« Farbe verleihen in Wirklichkeit dem Gegenstand seine Farbe. Und die Tiefe eines Bildes hängt auch nicht von den angeblichen Gesetzen der Perspektive ab.
> Das Leben läßt die Kontraste entstehen, ohne die die Kunst unvorstellbar und unvollständig wäre. (52)
> Die Art ist nicht wichtig, wichtig ist, sich auszudrücken. Die Malerei muß einen psychischen Inhalt haben. Ich töte jede dekorative Regung … Die

Seele muß die Farbe durchdringen. Man muß denkend arbeiten, so daß ein Teil der Seele dem Bilde Substanz verleiht. Ein Bild muß geboren werden und aufblühen wie etwas Lebendiges. Es muß Ungreifbares ergreifen, etwas Verschwommenes, den Charme und den tiefen Sinn dessen, das uns betrifft. (Schmalenbach-Sorlier, S. 52–54).

Synagoge

167

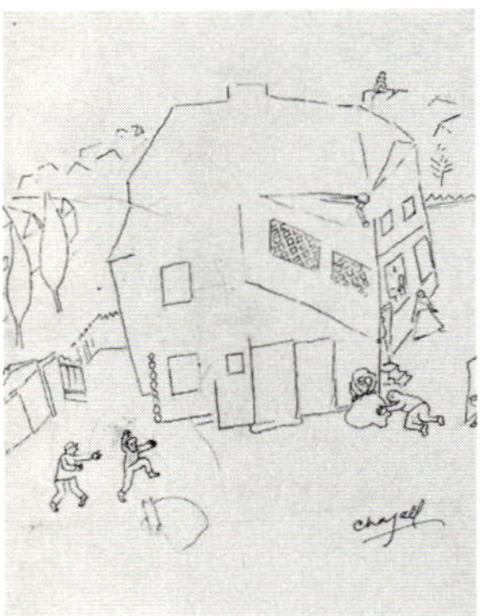

Jüdisches Bethaus in unterschiedlichster Größe oder Formgebung *167, bedingt durch die jeweilige soziale Lage der Gemeinde, durch Kulturberührung und -geschichte. Aber gleich ist allen Synagogen: Die Wand, die nach Jerusalem (›Osten‹) zeigt, enthält eine nischenartige Aussparung, den Toraschrein, in dem die →Tora aufbewahrt wird; dieser Schrein kann mit zwei Türflügeln geschlossen werden, vor die dann ein (oft kostbar bestickter) Vorhang (Parochet < 2. Mose 26,31ff.) gezogen wird. An der Ostwand befindet sich ebenfalls der →Ner tamid, das ewige Licht *126. Ein Vorlesepult steht erhöht in der Synagoge, von dem aus die Tora- und Propheten-Wochenabschnitte gelesen oder Ansprachen unterschiedlicher Art, die das religiöse oder politische Gemeindeleben betreffen, gehalten werden.
Oft ist mit der Synagoge verbunden ein Lehrhaus, Beth haMidrasch, das aber auch selbständiges Gebäude sein kann, in dem man zusammenkommt, um miteinander (in kleinen Gruppen) Tora, Talmud, Midrasch (Kommentar)

und andere religiöse Schriften zu lesen, zu ›lernen‹ und darüber zu sprechen. Im Chassidischen für Beth haMidrasch: ›stibl‹.

Tafeln des Mose →Mose, →Sinai, →Strahlenbündel, →Tora

Tallis

Gebetsschal (nach 4. Mose 15,37ff.; 5. Mose 22,12) mit den eingewebten blauen oder schwarzen Streifen und der Fransenkante, an den Tuchzipfeln die langgezogenen Fransen (Zizith 4. Mose 15,37–41) *65f., 18, vgl. II BILD 1, 8, 11, 16.

168

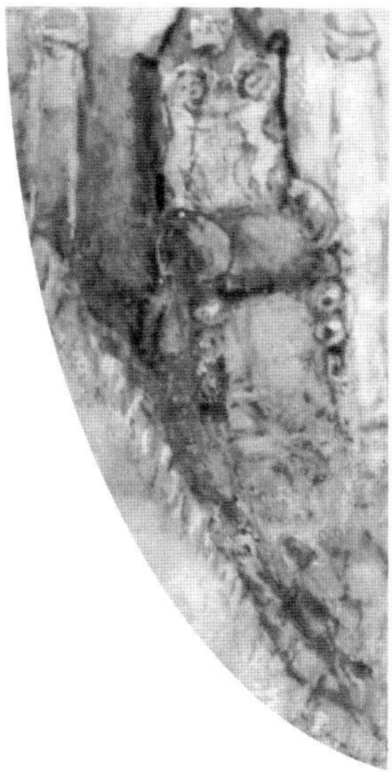

Tefillin →Gebetsriemen

Thronsessel Salomos

In 1. Kön. 10,18ff. (2.Chr. 9,17ff., Hohelied 3,9f.) wird der Thronsessel Salomos genau beschrieben. Chagall malt ihn mit Löwen *168, in Anlehnung an die jüdische Tradition, nach der sogar 12 Löwen ihn bewachten EJ 11,275 →Löwe *100. BIBLE 81, vgl. II BILD 13, bes. BILD 14.

169 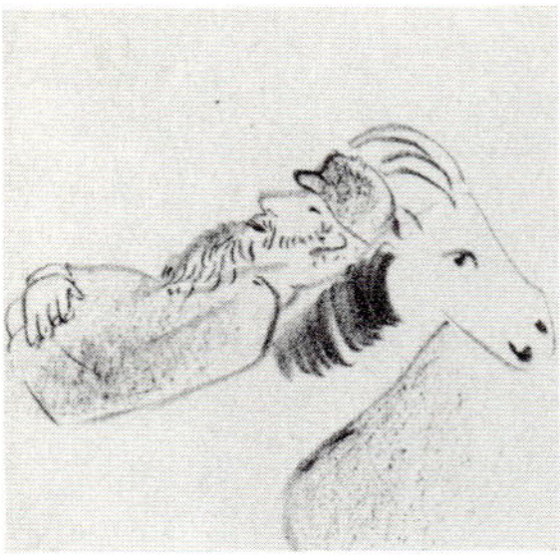

Tiere

Tiere sind im Chagallschen Werk in sehr unterschiedlicher Weise zugegen

- sie können, als wahrgenommene ›Kreaturen‹ *15, 31, »familiale Persönlichkeiten« (FMeyer), ihren eigenen Platz haben, oft zum Trost der Menschen *169, oder als Opfertier *56, 73
- sie können als »psychisch durchgearbeitete Zeichen« (MChagall) im ›fabel-haften‹ Sinn das Charakteristikum eines Menschen, eine seiner plötzlich sichtbar werdenden ›Seiten‹ des Unbewußten ausdrücken, dann oft in sein Konterfei hineingemalt – besonders häufig zur Andeutung vitaler, animalischer Kraft oder erotischer bzw. sexueller Erregung *170, 72, 76b
- auf apokalyptischen Bildern spiegelt ein Tier im Erschrecken seines Gesichts (mit hochgestellten Ohren und aufgerissenen oder still schauenden Augen) die ganze Szene, in völligem Unverständnis einer – an der angerichteten Zerstörung – unschuldigen Kreatur in die abbrennende Welt der Menschen hineinstarrend *31, 64 oder sein Leid in die (kosmische) Nacht hinausbrüllend
- Tiere des Stetls (des Ghettos) waren unter den räumlich beschränkten Wohnbedingungen der zusammengedrängten Häuser des Ghettos oder auch des Stetls nur Hahn, Henne, Tauben, Katzen und Ziegen *15. Manchmal gab es auch Kühe, Esel und einen Hund.

  Seltener waren Juden im Besitz von Pferden, was einen gewissen Reichtum voraussetzt: Stallungen und Scheunen-Raum für Heu und Stroh,

Wagen für den Gebrauch der Tiere und nicht zuletzt Zeit für regelmäßige Bewegung der Pferde.
Das Pferd bei Chagall oft (in Rot) Bildzeichen für Kriegsfurie.
Ganz anders das Pferd in den Zirkusbildern und Chagalls Notizen dazu in »Cirque«.
Schweine *63 gehörten als ›unreine Tiere‹ selbstverständlich nie in eine jüdische Siedlung.
Siehe auch unter den Stichworten: Hahn, Fisch, (Behemoth, Leviathan, Phönix, Schlange).

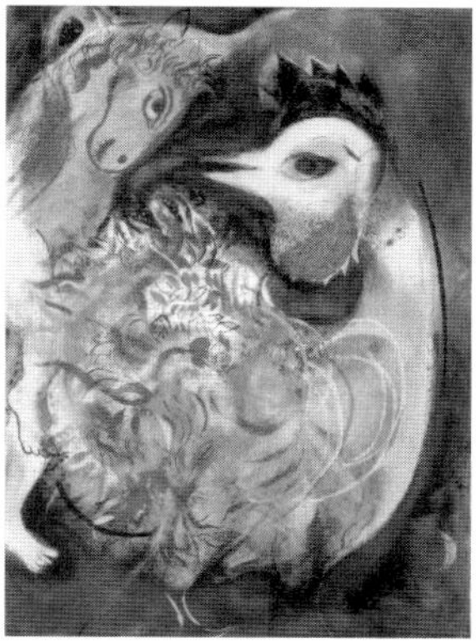
170

Titel der Bilder

Die meisten Bilder Chagalls sind nicht von ihm selbst, sondern von Freunden, Bekannten, Fremden mit Titeln versehen worden.
»Die Titel aller wichtigen Bilder, die Chagall 1911–1914 in der Ruche gemalt hat, stammen, um nur ein Beispiel zu nennen, von Cendrars« (Sorlier, S. 79).

Tora [= Pentateuch, fünf Bücher Mose]

(Wörtlich: Weisung) Die dem →Mose auf dem →Sinai von Gott übergebene Lebensweisung für das Volk Gottes. Meist abgebildet als das Zehnwort auf den zwei Tafeln. So eines der häufigsten Symbole an jüdischen Kultgeräten, Bethäusern, Grabsteinen.
Torarolle, in jeder Synagoge im Toraschrein: die fünf Bücher Mose fehler-

frei von der Hand eines eigens dafür ausgebildeten Toraschreibers auf Leder oder Pergament geschrieben. Eine solche Rolle ist abgerollt ca. 30 m lang. Brauch ist es, daß jede Gemeinde drei bis fünf Torarollen im Toraschrein besitzt.

171

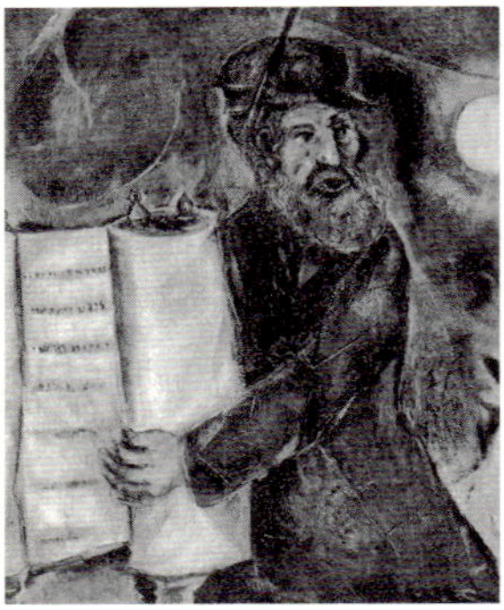

Eine dieser Rollen wird zu jeder Toralesung (Morgengebet, Schabbat, Feste) aus dem Schrein ›gehoben‹, durch die Synagoge getragen, von den Betern mit der Hand berührt, auf dem Vorlesepult ihres ›Königs‹-Mantels ›entkleidet‹ und aufgerollt am betreffenden Wochenabschnitt, der dann verlesen wird.

Auf Chagalls ›apokalyptischen‹ Kriegs- oder Untergangsbildern versucht immer wieder ein Jude eine Torarolle aus der Zerstörung für die Zukunft zu retten *63, 171.

Traum

Gegenüber der habbaren, verfüg-, photographier- und objektivierbaren Erfahrungswirklichkeit eine nicht willentlich herstellbare Wirklichkeit, die sich dem Menschen von sich aus öffnet oder die auch verschlossen bleiben kann. Sie stellt eine andere Dimension, einen anderen Raum von Wirklichkeit dar, in dem auf durcheinanderlaufenden Ebenen die Dinge schwerelos, durchlässig, in ständigem Gestaltwechsel bzw. ständiger Gestaltverschmelzung zu sein scheinen.

So offenbart der Traum dem Menschen eine ›surnaturale‹ Welt, die aus Bildern zu bestehen scheint, die einmal den lebenslang in den Tiefenschichten

eines Menschen gespeicherten und kodierten Erfahrungen entsprechen, und andererseits völlig fremd, wie aus einer anderen Welt stammend, anmuten.
Chagalls Bilder sind oft mit Traumbildern verglichen worden. Sie haben durchgehend etwas von den oben gegebenen Charakteristika der Traumwirklichkeit und darüberhinaus eine den Träumen eigene unwiederholbare Vielfalt von Farben, Bildern und Konstellationen.
Da, wo Chagall das Thema ›Traum‹ bearbeitet, läßt sich erkennen, wie er bemüht ist, Ausdrucksformen für die Erfahrung zu finden, daß sich mit dem Traum ›jene Welt‹ zu ›dieser Welt‹ öffnet.
Dafür ist ein besonders anschauliches Beispiel die Reihe der Vorstudien zu →II BILD 8 »Jakobs Traum von der Himmelsleiter«, wo Anlehnungen an sich öffnenden Theatervorhang *172a, 74, Zurückweichen des Nachtdunkels vor der Helligkeit des Traums *172b, Regenbogen als vergleichsmögliche ›unfaß-liche‹ Wirklichkeit *86, Blick aus dem Zelt *172c oder dem Fenster *172d, gesucht werden. Erst nach acht Skizzen im ganz neu entwickelten Querformat *172e ist in BILD 8 selbst ›Traum‹ in der letzten Chagall möglichen Realisierung gelungen →II BILD 8.

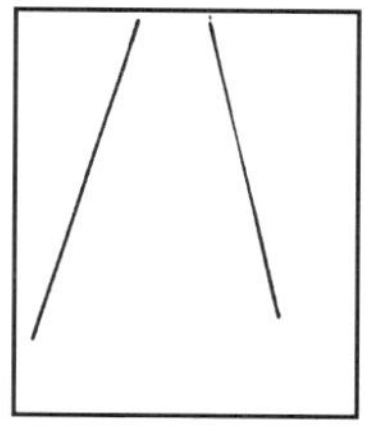
172

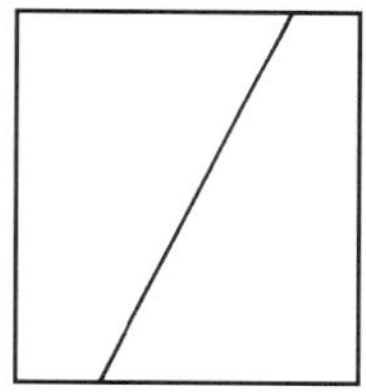
172

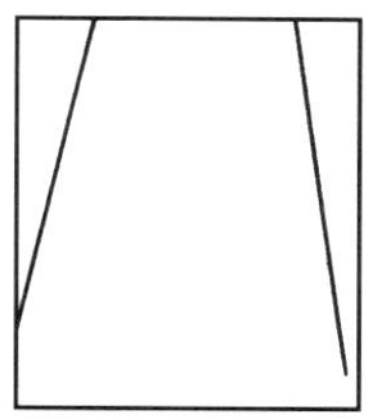
172

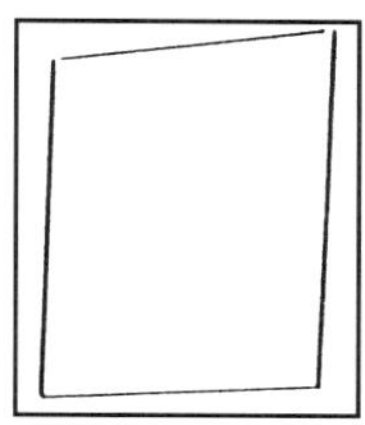
172

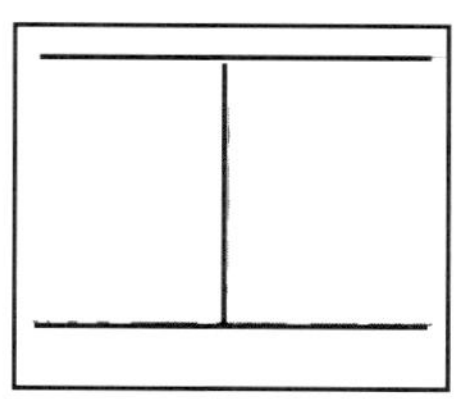
172

Vava

Valentina Brodsky *173a (am 16. April 1905 geboren). Aus einer bekannten (vgl. Scholem Alejchem: Tewje und die Brodskys), begüterten und einflußrei-

73a

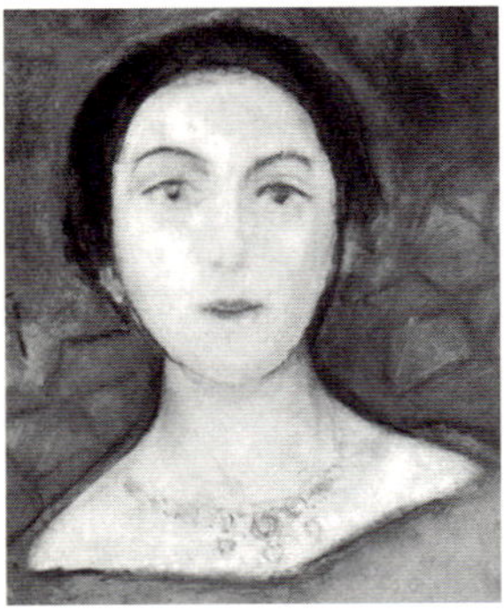

chen jüdischen Familie in Kiew stammend. Chagall: »Als mein Vater Heringe herumschleppte, haben die Brodskys in Kiew Tintorettos gekauft«. Durch die Oktoberrevolution verarmten sie und flohen in den Westen. Valentina, die russisch, jüdisch und deutsch sprach, machte in Berlin Abitur und studierte dort Kunstgeschichte. Sie erträgt zunächst die beginnenden Nazi-Pogrome und geht 1938 nach England, wo sie in London ein Modegeschäft betreiben wird.

Im Frühjahr 1952 begegnet sie Marc Chagall, und sie heiraten am 12. Juli in Clairfontaine.

73b

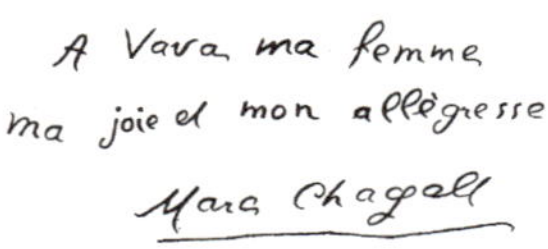

Vielleicht darf man im Blick auf die vielen Bilder mit Vava und die Gedichte auf Vava, besonders aber auf die Tafel im Hoheliedsaal des Chagallmuseums in Nizza *173b, mit der Chagall den einst in Erinnerung an Bella geschaffenen Saal (FMeyer, S. 457) Vava 1977 umwidmete, sagen, daß ihm mit Vava für die gemeinsamen 33 Jahre »zum zweiten Mal in seinem Leben die wie für ihn geschaffene Frau geschenkt« worden ist:

A Vava ma femme
ma joie et mon allégresse
Marc Chagall.

1962 läßt Vava für Marc ein neues Haus im Vence nahegelegenen Saint Paul de Vence bauen. In ihm hat Vava nach Marcs Tod am 28. März 1985 bis zu ihrem eigenen Ende am 22. Dezember 1993 gewohnt und ist dann bei ihrem Mann auf dem Friedhof dieser Stadt beigesetzt worden → II BILD 15. (Notizen bei Klaus Meyer: »Vava in Dankbarkeit«, in: Mainz, 15. Jahrgang, Heft 2, S. 59ff.)

Vertreibung aus dem →Paradies
→Baum der Erkenntnis

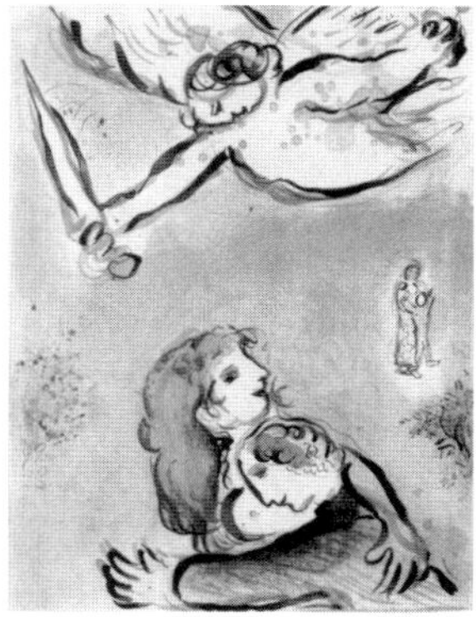
174a

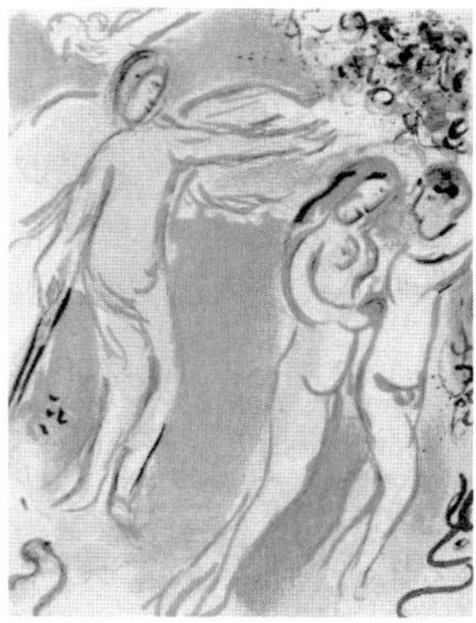
174b

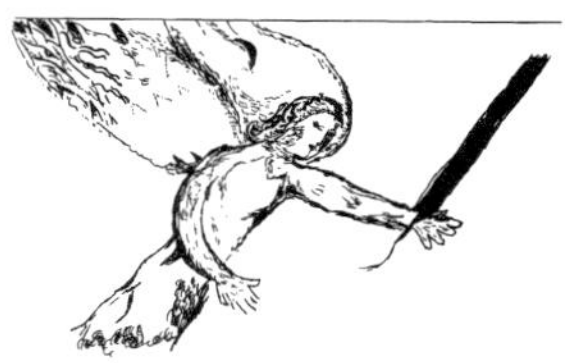
175

Chagalls Arbeit an diesem Zeichen läßt eine Entwicklung erkennen: Der Engel mit dem ›flammenden Schwert‹ (1. Mose 3,24, vgl. dazu die Darstellung in der Kathedrale von Metz, MBMC/D, Bild Nr. 31), dessen Schwert in der rechten Hand, scharfschneidig und spitz gezeichnet, drohend ist, während die linke Hand mit herrschendem Gestus das »Hinaus!« signalisiert *174a.
Ein Engel, der mit angedeutetem, aber in seiner rechten Hand müde gesenkten Schwert dasteht *174b.
In den Vorarbeiten zu →II BILD 3 und auf →II BILD 3 selbst hat der Engel das ›Schwert‹, nur als Stabform gerade noch zu erkennen, gar nicht in geballter rechter Hand, sondern plötzlich in der linken, und der rechte Arm ist wie in einem Umarmungsgestus gezeichnet! (wie: »ich begleite euch«) *175 →beide Seiten Gottes. Meist gilt auch in Chagalls Bildern: »Gottes rechte Hand steht für Erbarmen, seine linke für ahndendes Recht«. (MLMunk, S. 130).
Vgl. dazu auch BILD 2: der ›göttliche‹ Engel hat in einer Hand den nur angedeuteten Schwertstab, mit dem anderen Arm macht er (wie mit der Gesichtsmimik) eine Freudengebärde und hat in der Hand vielleicht sogar einen (Öl?-) Zweig *24(!).
Vgl. zu den Folgen der Vertreibung für den Menschen →Baum der Erkenntnis *20.

Virginia Haggard

Nach Bellas Tod hatte Ida ihren Vater in ihre Wohnung in New York aufgenommen. Sie suchte nach jemandem, der sich um ihren Vater kümmern würde, da er sich Englisch schwer verständigen konnte.
Virginia (*1915), Tochter eines englischen Diplomaten, war verheiratet und hatte einen Sohn Jean. Sie stimmte Idas Vorschlag zu und blieb von da ab in der Nähe Chagalls. Der gemeinsame Sohn David wurde am 22. Juni 1946 geboren, während Chagall wieder in Paris war. Chagall siedelte 1948 mit Virginia und den beiden Kindern nach Frankreich, in die Nähe von Paris, über. 1950 bezog er mit Virginia das Haus mit Atelier in Vence.
In dieser Zeit meldeten sich ehemalige Freunde aus der russischen Vergangenheit, die den Holokaust überlebt hatten. So wird Chagall in direkt-persönlicher Konfrontation diesem Geschehen in einer Weise ausgesetzt, die ihn in zu einer intensiven und fast monastisch zurückgezogenen Arbeit treibt: Er will Ausdrucksformen für die jüdisch-biblische Tradition finden, mit der er deren Schätze allen Menschen verständlich machen kann.
Nimmt man die dem Betrachter wohl zu bezeichnen erlaubten äußeren Fakten, so ist auf der einen Seite ein Mann, der sich in Englisch, der Sprache Virginias, schwer verständigen kann (Sorlier, S. 169) und außerdem in seiner Arbeit versinkt.
Auf der anderen Seite eine 28 Jahre jüngere Frau, die kein Russisch und kein Jiddisch versteht, der die jüdische Tradition fremd ist und die schließlich

in Kreisen um den Modern Jazz ihre Welt findet.
Sie läßt sich 1951 von ihrem Mann scheiden und trennt sich im selben Jahr von Chagall. VHaggard: Sieben Jahre der Fülle.

Vögel

Synonyme für →Engel.
Speziell: →Hahn, →Phönix.

Wasser: →Farben: Blau

Beim Schilfmeerdurchzug *54f. →II BILD 10 ist Wasser mit Blau als transitorisches Element gekennzeichnet. →II BILD 11 als wunderbarer Wasserstrom, in unterschiedlichen Formgebungen.

Weibliche und phallische Bildzeichen

Die Bildzeichensprache Chagalls ist mit immer neuen Überraschungen aufgefächert und differenziert.
Bildzeichen können in einer manchmal fast naturalistischen Wiedergabe erscheinen, bis an kleinen Deformationen die Ausdrucks-Intensität Chagalls sich erst zeigt. (Vgl. z. B. die Abraham-Gestalt eines Juden mit Kaftan und Pelzrevers – aber mit sechs Fingern an seiner rechten Hand BILD 6 *38, 39) →Deformation.
Es können bestimmte Teile von Gestalten sich verselbständigen und dazu

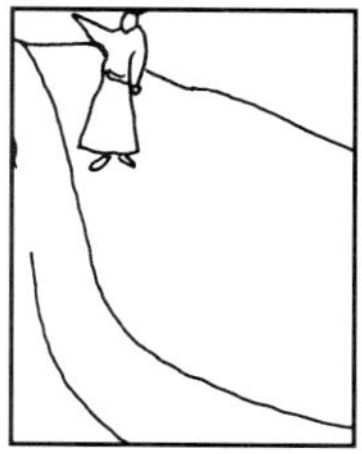
176

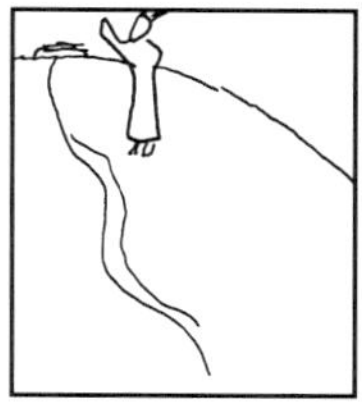
176

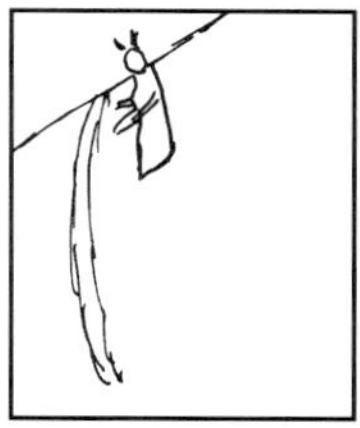
176

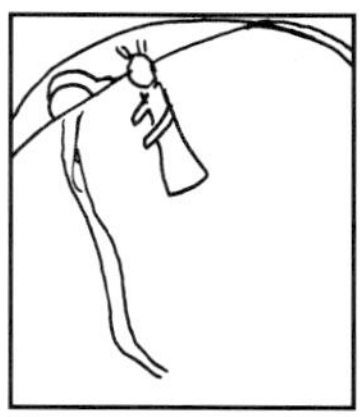
176

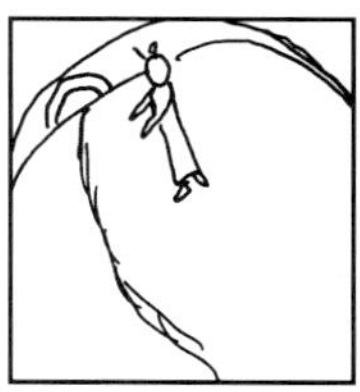
176

177 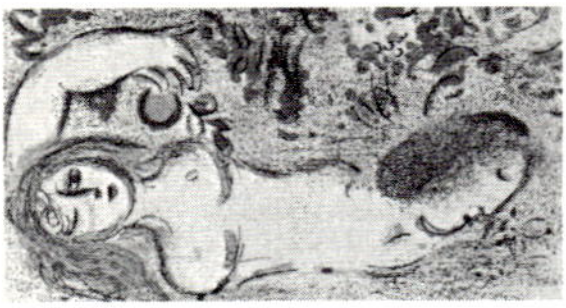

178 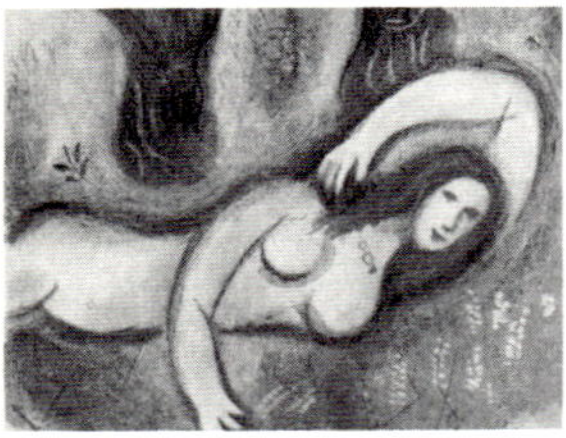

179 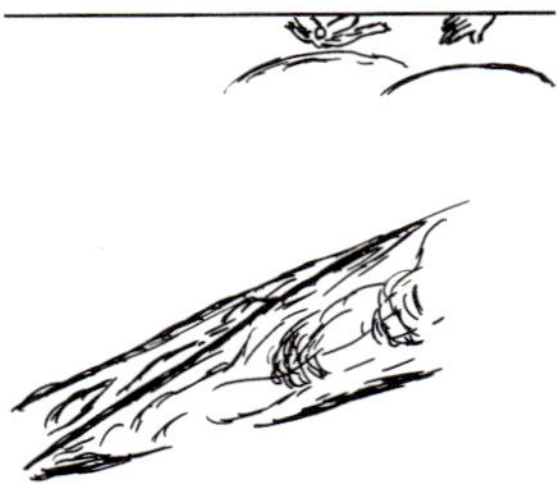

180 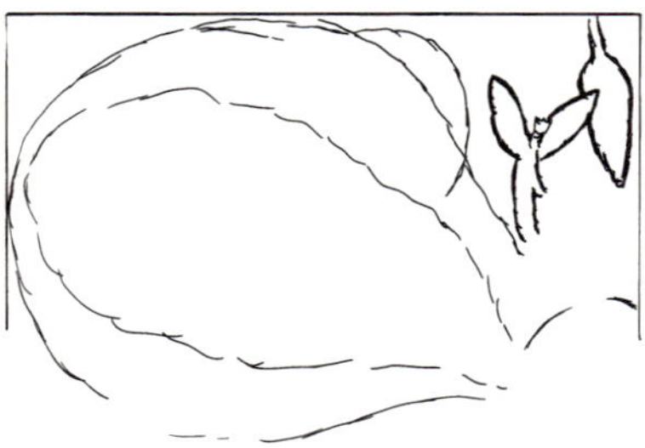

noch in ganz neuen Zusammenhängen auftauchen:
so z. B. die Lampe über dem Tisch des Elternhauses *29, die plötzlich über einer Straße mit einer Revolutionsszene, in der Lenin einen Handstand auf einem Tisch macht, aus dem Himmel herabhängen kann;
oder ein Frauenarm *177f., der, anatomisch-unmöglich, fast verselbständigt als Bildzeichen für frauliche Umarmung, Bergung steht, vgl. II BILD 15.
Es können auf den ersten Blick abstrakt wirkende Zeichen plötzlich, im Bildzusammenhang auf der kompositorischen Ebene gemeint, inhaltliche Bedeutung gewinnen.
Vgl. besonders in BILD 13 die Landschafts-Hügel am oberen Bildrand, die wie weibliche Brüste wirken, über die die Hand Gottes streich(el)t *179, 76a und die im Mittelfeld diagonal gesetzten phallisch-konischen Farb›wülste‹, mit denen das Bild eine weiblich-männliche Ausgewogenheit bekommt *179, unaufdringlich, aber das Unbewußte des Betrachters zum Harmonie-Urteil einladend; oder in BILD 14 neben der großen weiblich-›uteralen‹ Rundform um den Baum mit der Freundin die männlich-phallischen Flügelformen des Königs und des Zypressenbaumes am rechten oberen Rand *180.
Nie sind solche Zeichen bei Chagall prätentiös, aufdringlich gesetzt, aber sie sind oft irgendwo da, und stellen auch in den mehr im Hintergrund eines präsentierten Bildinhaltes liegenden Schichten,

eine Balance zwischen diesen wichtigen Polaritäten her.

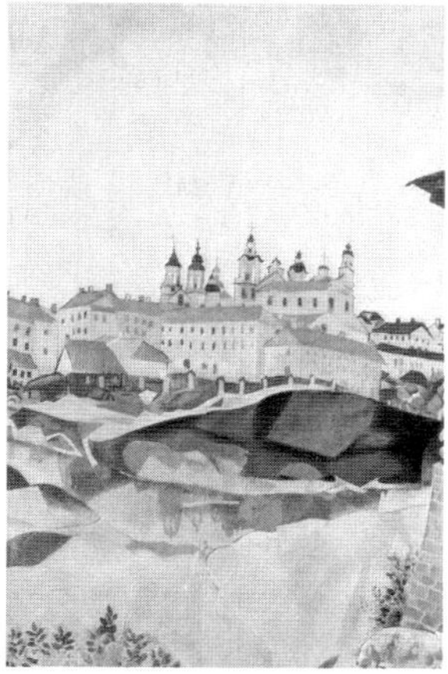

181

Weinberg →Karmelberg

Metapher für den Schoß der Freundin im Hohelied der Liebe Salomos und öfter. Vgl. II BILD 14.

Witebsk

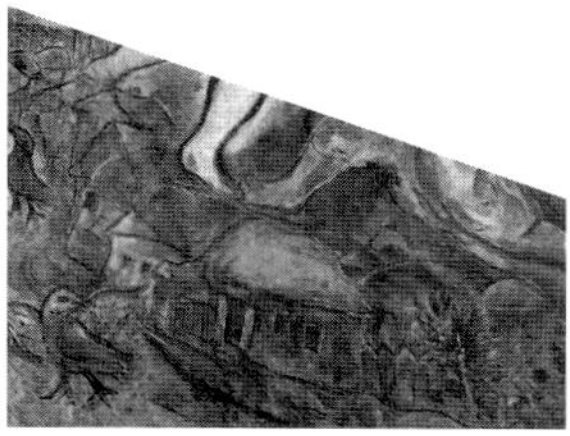

182

Geburtsstadt Chagalls und →Bellas im nordöstlichen Weißrußland. Gelegen an der Mündung der Witba in die Dwina. 1887 ca. 60 000 Einwohner, russisch-orthodox, jüdisch, römisch-katholisch, Kirchen, Synagogen. Wahrzeichen war die auf der Anhöhe über der Stadt hochragende Uspjenskij-Kathedrale *181, die 1917 gesprengt worden ist. Von Chagall oft ins Bild gebracht (»Das blaue Haus«, »Über Witebsk«).
Chagalls →Elternhaus gab ihm aus seinem Arbeitszimmer-Fenster den Blick frei auf die kleine Pokrowskaja-Kirche *182, die er mit ihrem ›Doppelrund‹, der Dachkuppel und der Turmkuppel, zu seinem Wahrzeichen von Witebsk gemacht hat – in ungezählten Bildern. (»Blick aus dem Fenster – Witebsk 1914« *183).
Neben dieser Kirche und dem Elternhaus *46 erscheint als drittes Zeichen, das eine Häusergruppe oder Stadtzeichnung identifizieren hilft, das Regierungsgebäude oder aber das Uspjenskij-Kloster von Witebsk, ein

183 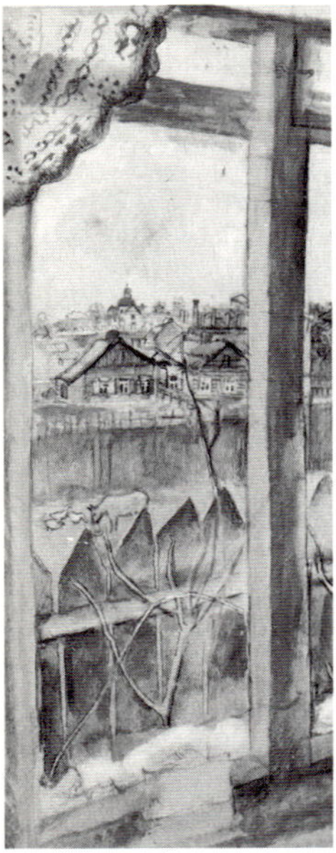

langgezogener weißer Bau *181, vgl. II BILD 15.
Im Vernichtungskrieg gegen die Sowjetunion wurde Witebsk, damals ca. 160 000 Einwohner, nach schweren Kämpfen im Juni 1941 erobert, am 26. Juni 1944 von der Roten Armee zurückgewonnen und bei beiden Schlachten bis zu 90% zerstört. Erhalten geblieben sind von den im Bildwerk Chagalls erinnerten Zeichen die nach Brand und Beschädigung renovierte Mauer des Elternhauses und das Kloster- oder Regierungsgebäude.
Chagall hat ein sehr langes Gedicht »Witebsk« gechrieben, nachdem von der Eroberung der Stadt 1941 erfahren hatte (Lew Berinski: Engel über den Dächern, russ.).

Zirkus

Die Welt des Traumes, die Erfahrungen der Liebe und das Schauspiel des Zirkus – das sind drei Räume mit vergleichbarem Wirklichkeitscharakter: ›surnaturel‹. Und Chagall kann auch die religiöse Dimension der Bibel, das ›Drüben‹, die ›andere Welt‹ mit Bildzeichen formulieren, die an die für jene drei Räume (allgemein menschlicher Erfahrungswirklichkeit) gefundenen erinnern.
Gravitation, Maßstäbe und Begrenzungen von Zeit und Raum scheinen aufgehoben. Traurigkeit und Freude, Glück und Tragik menschlichen Lebens gleiten ineinander.
Schon die Akrobaten, die Chagall in seiner Kindheit und Jugend in Witebsk

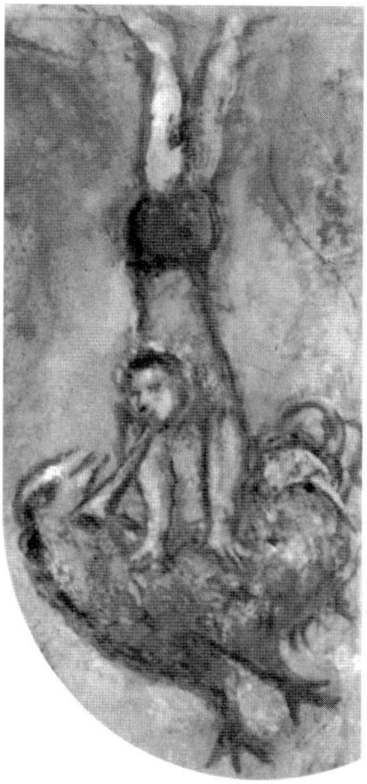

184

erlebte, wenn sie auf der Straße oder zu bestimmten Festen ihre Kunststücke vorführten, hat er mit einfühlsamer Bewunderung betrachtet, gezeichnet und später in Worte gefaßt:

> Diese Clowns, diese Kunstreiterinnen, diese Akrobaten sind fest verwurzelt in meinen Visionen. Warum? Warum bewegen mich ihre Schminken und ihre Grimassen? Ich bewege mich mit ihnen auf andere Horizonte zu. Ihre Farbigkeit und ihre Tuschen ziehen mich zu anderen Verformungen seelischer Wirklichkeit, die ich zu malen träume (Chagall, Cirque, S. 16).

Der Kunsthändler Vollard, der Chagall zur Zirkus-Mappe anregte, hat ihn oft in den Cirque d'Hiver eingeladen, wo Chagall die hohe Kunst dieses französischen Zirkus bewundern konnte.
1927 ist der erste Teil seiner Mappe für Vollard fertig, 1967 beendet Chagall sie für Tériade: Cirque – aus schwarzweißen Lithographien als Erinnerungsblätter an Witebsk und dazwischen gelegten Farblithographien als Ausdruck für das Nacherlebnis der Zirkusvorstellungen in Paris.
1967 werden die Blätter veröffentlicht zusammen mit Texten Marc Chagalls, die man philosophische Poesien nennen möchte, und die sicher zu seinen tiefsinnigsten schriftlichen Hinterlassenschaften gehören:

> Ich habe im Leben manchmal gesehen, wie ein großer Schauspieler einfach durch sein Spiel, die Begrenzungen des Theaters überschritt, und manchmal einen Clown von solcher Genialität, daß er weit über den Zirkus hinausreichte …

Es ist ein magischer Begriff – »Zirkus«, ein Jahrtausendspiel, in dem die Tränen und das Lachen, das Spiel von Beinen und Armen die Form großer Kunst annehmen …
Ein anderer Clown, Philosoph, Weiser hat vorgestellt sogar das Ende der Welt, hat vorausgesagt, daß man hinter den fernen Wolken Gott selbst wahrnehmen könne …
Mein Zirkus spielt im Himmel, er spielt in den Wolken, zwischen den Stühlen er spielt sich im Fenster ab oder spiegelt sich im Mond … (Cirque, S. 22, 46, 111, 124).

Zwitterwesen

Die ›Zwiegesichtigkeit‹ des Menschen, die ›Vielzahl von Gesichtern‹, (Image, Rollen) die ein Mensch haben kann, ist von Chagall häufig ins Bild gesetzt worden →Tiere (vgl. besonders oft auf Zirkusbildern).
→Metaphern der Sprache werden von Chagall schnell ins Bildnerische übersetzt, z.B. »Wenn wir doch wegfliegen könnten …« *105 aus einem Gedicht, kurz ehe er mit seiner Familie aus Frankreich in die USA flieht.
(»Einsames Dorf« MBMC/D, Bild Nr. 36).
Als ›Ziegenköpfigen‹ mit zwei Hörnern malt Chagall sich selbst, in großem Abstand, aber doch deutlichem Anklang an die Hörner des Mose →Metamorphose Mose-Chagall.
Damit formuliert er sein eigenes Selbstverständnis:

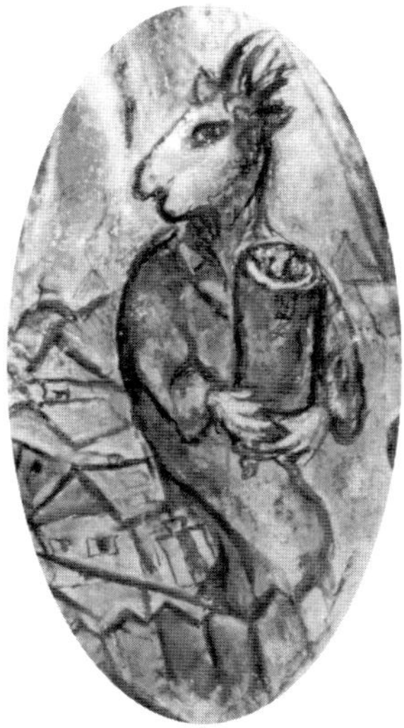
185

> Bin ich wie ein anderer Mose der nicht hineingehen wird nach Jerusalem?
> Sein ganzes Leben kämpfte er für Gott und schuf die Bibel für sein Volk.
> Ich, ich trage seinen Namen. Ich allein habe herausgemeißelt seine Gesetzestafeln.
> (Cirque, S. 80).

So weiß Chagall sich in einer Art Mose-Stellvertretung, und wenn nur – im Vergleich zu Mose – unbedeutend wie ein Ziegenbock *185, beauftragt, die rote (Tora-)Rolle seiner eigenen MESSAGE BIBLIQUE den Menschen zu geben, bis Mose »noch einmal kommen wird, neue Tafeln auszumeißeln für eine neue Welt«. (Vgl. Gedicht »Far de kinstler kedoschim«, Poèmes, S. 99ff.).
Vgl. hierzu und zum Zwitterwesen der ›Vogelfrau‹ *78 auf demselben Bild: →II BILD 1.

ANHANG

QUELLENANGABEN ZU DEN ABBILDUNGEN (*)

1 BIBLE Nr. 40, DN 1206
2 BIBLE Nr. 28, DN 1005
3 MBMC 1, DN 100
4 BIBLE Nr. 7, DN 604
5 St. Stephan, Mainz, Gott der Väter, unteres Fenster
6 BIBLE Nr. 8, DN 605
7 Gouache von 1931, DN 701
8 MBMC 7, DN 700
9 MBMC 1, DN 100
10 BIBLE Nr. 1, DN 102
11 Gouache von 1931, DN 201
12 Adam und Eva (3) Nr. 1, siehe auch: Diss-Bild Nr. 4
13 Adam und Eva, Studie zu Hommage à Apollinaire, in: FMeyer, Köln 1968[2], S. 155, Diss-Bild Nr. 13
14 MBMC 4, DN 400
15 BIBLE Nr. 2, DN 402
16 Die Lichter der Hochzeit 1945, Zürich, (9), S. 157
17 MBMC 15, DN 1500
18 MBMC 1, DN 100
19 Zionsfenster, Zürich Fraumünster, (6)
20 MBMC 3, DN 300
21 MBMC 4, DN 400
22 MBMC 4, DN 400
23 MBMC 4, DN 400
24 MBMC 2, DN 200
25 Vorstudie zu MBMC 1, DN 106
26 MBMC 15, DN 1500
27 Die Seele der Stadt 1945, Paris, Fondation Maeght: Marc Chagall, Saint Paul 1984, S. 98, Diss-Bild Nr. 42
28 Vorstudie zu MBMC 15, DN 1501
29 Bella Chagall, Brennende Lichter, Hamburg 1986, S. 41
30 MBMC 15, DN 1500
31 Die Weiße Kreuzigung, Diss-Bild Nr. 29
32 MBMC 12, DN 1200
33 Die Weiße Kreuzigung 1938, Chicago, (5), S. 218
34 Grafik vom Autor

35 David mit Harfe, Lithographie aus (2) 1956
36 MBMC 5, DN 500
37 MBMC 13, DN 1300
38 MBMC 6, DN 600
39 MBMC 6, DN 600
40 Grafik vom Autor
41 La Vie 1964, Fondation Maeght, Saint Paul, Kunstdruck
42 Elia-Fenster, Zürich, Fraumünster, (6)
43 Elia-Mosaik, Message Biblique Marc Chagall
44 Über Witebsk 1915–1920, Zürich, (8), S. 25
45 MBMC 15, DN 1500
46 Foto vom Autor
47 BIBLE Nr. 1, DN 102
48 MBMC 8, DN 800
49 BIBLE Nr. 101
50 »Der Engel mit der Thora, 1938, (7), S. 7
51 MBMC 6, DN 600
52 MBMC 7, DN 700
53 MBMC 4, DN 400
54 BIBLE Nr. 34, DN 1003
55 Plateau d'Assy, Baptisterium, Diss-Bild Nr. 32
56 Gouache von 1931, DN 702
57 MBMC 1, DN 100
58 MBMC 1, DN 100
59 MBMC 4, DN 400
60 MBMC 11, DN 1100
61 Die Weiße Kreuzigung, Diss-Bild Nr. 29
62 Die Weiße Kreuzigung, Diss-Bild Nr. 29
63 Rabbi mit Tora +/– 1930, 1931, 1941, Amsterdam, Kunstdruck des Stedelijk-Museums, Diss-Bild Nr. 3
64 Der Engelsturz (1923, 1933) 1947, Basel, Kunstdruck des Museums
65 Die Weiße Kreuzigung, Diss-Bild Nr. 29
66 Der Märtyrer 1940, Zürich, (8), S. 43
67 Die Gelbe Kreuzigung 1943
68 Vor dem Bilde 1968–1970, Saint Paul, (11), Bild 99
69 BIBLE Nr. 27, DN 1001
70 BIBLE Nr. 1,14, DN 102, 801
71 BIBLE Nr. 99
72 Der grüne Hahn 1949, WErben: Marc Chagall, München, 1957, Bild 56
73 MBMC 9, DN 900
74 BIBLE Nr. 14, DN 801

75 MBMC 1, DN 100
76 MBMC 13, DN 1300
77 MBMC 4, DN 400
78 MBMC 1, DN 100
79 MBMC 8, DN 800
80 Besuch der drei Engel bei Abraham 1931–1950, Privatbesitz, (7), S. 53
81 MBMC 6, Vorstudie DN 607
82 MBMC 6, Vorstudie DN 608
83 MBMC 6, Vorstudie DN 609
84 MBMC 6, Vorstudie DN 610
85 MBMC 12, DN 1200
86 MBMC 8, Vorstudie DN 803
87 MBMC 4, DN 400
88 MBMC 8, DN 800
89 BIBLE Nr. 16, DN 902
90 MBMC 9, DN 900
91 BIBLE Nr. 17
92 MBMC 16, Vorstudie 1602
93 Grafik vom Autor
94 MBMC 4, DN 400
95 MBMC 11, DN 1100
96 MBMC 7, DN 700
97 MBMC 17, DN 1700
98 MBMC 1, DN 100
99 MBMC 2, DN 200
100 Die Weiße Kreuzigung, Diss-Bild Nr. 29
101 Der Geiger 1923, New York, Guggenheim-Museums
102 MBMC 4, DN 400
103 MBMC 8, DN 800
104a MBMC 1, Vorstudie DN 113
104b MBMC 1, Vorstudie DN 114
104c MBMC 1, Vorstudie DN 115
104d MBMC 1, Vorstudie DN 120
104e MBMC 1, DN 100
105 WHaftmann: Marc Chagall – Gouachen, Radierungen, Aquarelle, Köln 1975, Bildtafel 49, Diss-Bild Nr. 36
106 MBMC 2, DN 200
107 Die Liebenden in Grau 1956–1960, Zürich, (8), S. 77
108 Aus: Ruth zu Füßen des Boas, Lithographie (3) 1960
109 BIBLE Nr. 27, DN 1001
110 BIBLE Nr. 14, DN 801
111a MBMC 8, Vorstudien DN 807, 808

111b MBMC 8, Vorstudie DN 812
112 MBMC 8, Vorstudie DN 818
113 MBMC 8, DN 800
114 MBMC 9, DN 900
115 MBMC 3, DN 300
116 BIBLE 29, DN 1006
117 Mose empfängt die Gesetzestafeln, Lithographie aus (2) 1956
118 MBMC 1, DN 100
119 MBMC 2, DN 200
120 MBMC 16, DN 1600
121 Krieg, (7), S. 75
122 Kreuzigung mit Familie 1955, Städt. Kunstsammlung Ludwigshafen, (4), Bild 24
123 Die Weiße Kreuzigung, Diss-Bild Nr. 29
124 MBMC 4, Vorstudie DN 403
125 MBMC 3, DN 300
125a MBMC 3, DN 300
126 Die Weiße Kreuzigung, Diss-Bild Nr. 29
127 MBMC 4, DN 400
128 MBMC 4, DN 400
129 BIBLE Nr. 4, DN 506
130 MBMC 5, Vorstudie DN 511
131 MBMC 4, DN 400
132 MBMC 15, DN 1500
133 MBMC 2, DN 200
134 MBMC 2, DN 200
135 MBMC 2, DN 200
136 Die Schöpfung, (3), Nr. 2
137 MBMC 3, DN 300
138 Die Seinebrücken, 1954, Hamburg, (11), Bild 75
139 MBMC 4, DN 400
140a MBMC 2, Vorstudie DN 209
140b MBMC 2, DN 200
141 BIBLE 105, DN 1207
142 BIBLE 15, DN 901
143 MBMC 12, DN 1200
144 MBMC 6, DN 600
145 MBMC 5, DN 500
146 MBMC 7, DN 700
147 MBMC 11, DN 1100
148 MBMC 15, DN 1500
149 MBMC 17, DN 1700
150 Hohelied Salomos, (3) Nr. 66, siehe auch: Diss-Bild Nr. 37

151 BIBLE Nr. 7, DN 604
152 MBMC 6, DN 600
153 MBMC 7, DN 700
154 Bella Chagall, Brennende Lichter, Hamburg 1986, S. 43
155 MBMC 1, DN 100
156 MBMC 2, DN 200
157 MBMC 1, DN 100
158 MBMC 17, DN 1700
159 BIBLE 37, DN 1204
160 MBMC 12, DN 1200
161 MBMC 3, DN 300
162 MBMC 3, DN 300
163 MBMC 9, DN 900
164 MBMC 12, DN 1200
165 MBMC 15, DN 1500
166 MBMC 10, DN 1000
167 Die Synagoge von Witebsk um 1923, in: Jacques Lassaigne: Chagall – unveröffentlichte Zeichnungen, Genf 1968, S. 57
168 MBMC 13, DN 1300
169 Mann mit Ziege 1922, in: Jacques Lassaigne: Chagall – unveröffentlichte Zeichnungen, Genf 1968, S. 57
170 Blumen und Federn 1943, Paris, WErben: Marc Chagall, München, 1957, Bild XI
171 Der Engelsturz (1923, 1933) 1947, Basel, Kunstdruck des Museums
172 BIBLE 14, MBMC 8, DN 801, Vorstudien DN 802, 804, 808, 806, 807.
173a Vava 1953–1956, in: Schmalenbach/Sorlier: Marc Chagall, Berlin 1979, S. 127
173b Widmungstafel, in: Klaus Mayer: »Wie schön ist deine Liebe«, Würzburg 1984, S. 20
174a Vertreibung aus dem Paradies, aus: Lithographie Le visage d'Israel, (in d. engl. Ausgabe: The Maid of Israel), aus (3) 1960
174b Vertreibung aus dem Paradies Lithographie aus (3) 1960
175 MBMC 3, DN 300
176 MBMC 11, DN 1102 (a), 1103 (b), 1104 (c), 1106 (d), 1107, 1108 (e)
177 Das Paradies, Lithographie aus (3) 1960
178 Boas erblickt Ruth, Lithographie aus (3) 1960
179 MBMC 13, DN 1300
180 MBMC 14, DN 1400
181 Das blaue Haus, 1920, Lüttich, (11), Bild 24

182 MBMC 9, DN 900
183 Blick aus dem Fenster, Witebsk, 1914–1915, (12), Bild 44
184 MBMC 15
185 MBMC 1, DN 100

Belegliteratur zu den Quellenangaben

(1) MBMC = MESSAGE BIBLIQUE MARC CHAGALL: Marc Chagall: Die großen Gemälde der Biblischen Botschaft, Stuttgart/Zürich 1986

(1a) Message Biblique Marc Chagall, Museums-Katalog (Hrsg. Jean Chatelain, Jean Leymarie), Paris 1973

(1b) MBMC (neu) Musée National Message Biblique Marc Chagall Nice, Catalogue des collections (Ed.: Sylvie Forestier, Jacques Sallois), Paris 1990 – Neue Auflage mit teilweise veränderter MBMC-Zählung der Bilder gegenüber dem Katalog von 1973

(2) BIBLE: Marc Chagall: BIBLE – 105 Radierungen / 23 Farb-Lithographien zur Bibel (MBMC-Katalog 1990, Nr. 273–377 / 378–400), VERVE, Vol. VIII, Nr. 33/34, Paris 1956

(3) DESSINS POUR LA BIBLE: Marc Chagall: 96 Zeichnungen und 24 Farb-Lithographien zur Bibel (MBMC-Katalog 1990, Nr. 414–438), VERVE, Vol. X, Nr. 37/38, Paris 1960

(4) KINDER: CGoldmann: Kinder entdecken Gott mit Marc Chagall, Göttingen/Freiburg 1978

(4a) MBMC/D: Message Biblique Marc Chagall – Der Bildmidrasch eines jüdischen Malers zur Hebräischen Bibel, Dissertation Heidelberg 1989

(5) Marc Chagall, ed. Schmalenbach/Sorlier, Berlin 1979

(6) Die Chagall-Fenster in Zürich, ed. Irmgard Vogelsanger-de Roche, Stuttgart/Zürich 1971

(7) Marc Chagall und die Bibel, ed. Hans-Martin Rotermund, Lahr 1971

(8) Marc Chagall im Kunsthaus Zürich (Hrsg. Marika Kékkö), Kunsthaus Zürich, Sammlungsheft 7, Zürich 1980

(9) Marc Chagall – Mein Leben mein Traum, Ausstellungskatalog Ludwigshafen 1990

(10) Marc Chagall – Die Bibel, Ausstellungskatalog Mainz 1990

(11) Marc Chagall, Ausstellungskatalog, München 1991

(12) Marc Chagall – Die Russischen Jahre 1906–1922, Ausstellungskatalog Frankfurt 1991

BIBLISCHE THEMEN IN ZYKLEN CHAGALLS

Der Zyklus **BIBLE**[28] (1956), aus 105 Radierungen bestehend, widmet der Tora 42 Bilder[29], den sog. früheren Propheten 47[30], den »späteren« Propheten 16 Bilder[31].
Hinzukommen 23, meist farbige Lithographien[32], sechs mit Themen aus der Tora (davon vier: Mose mit den Tafeln), vier (bzw. mit dem Umschlagsbild fünf) aus den früheren, vier aus den späteren Propheten (fünf sind schwarz-weiße verso-Lithographien).
In dem Zyklus **DESSINS POUR LA BIBLE**[33] (1960) sind 37 Bilder Themen aus der Tora gewidmet[34], zehn den früheren Propheten[35], 23 den späteren Propheten[36], 25 den Schriften[37], davon Ruth: Bild 42–44; Esra: 51; Nehemia: 52; Esther: 53–59; Hiob: 60f; Psalmen: 62f.; Prediger: 64f.; Hohes Lied: 66–73.
Hinzukommen 25 Farb-Lithographien[38], davon 12 aus der Tora[39], eine aus den früheren Propheten[40], neun aus den Schriften[41]: Ruth: Nr. 52–56; Esther: Nr. 58f.; Hiob: Nr. 60f.
THE STORY OF THE EXODUS (1966), 24 Farblithographien.
MESSAGE BIBLIQUE MARC CHAGALL, Nizza (1973), 12 Bilder zur Tora, fünf Bilder zum Hohelied der Liebe Salomos und 205 Vorstudien zu diesen 17 Ölbildern.
PSAUMES DE DAVID (1979), 32 Radierungen, Genf.
Andere Werke, die den Charakter geschlossener »Bibelzyklen« ha-

[28] Revue VERVE N° 33–34, 1956, Tériade Editeur.
[29] BIBLE 1–42, MBMC-Katalog (1990): 273–314.
[30] BIBLE 43–89, MBMC 315–361.
[31] BIBLE 90–105, MBMC 362–377.
[32] MBMC 382–404.
[33] Revue VERVE N° 37–38, 1960, Tériade Editeur.
[34] Bild 1–37.
[35] Bild 38–41, 45–50.
[36] Bild 74–96.
[37] Bild 42–44, 51–73.
[38] MBMC 414–438.
[39] MBMC 416–427.
[40] MBMC 428.
[41] MBMC 429–438.

ben, sind die **GLASFENSTER** in der Hadassah-Synagoge zu Jerusalem und in Kathedralen. Zwar müssen die letzteren, ihrer christlichen Adresse entsprechend, grundsätzlich von ihren jeweiligen Rahmenbedingungen her diskutiert werden, aber sie geben doch in den großen Themen das Chagallsche Grundverständnis der BIBLISCHEN BOTSCHAFT wieder:
Chapelle de toute Grâce, **PLATEAU D'ASSY** (1956): Exodus-Keramikkachelwand, Engelfenster, Psalmen-Basreliefs
SYNAGOGE der Hadassah-Klinik in Jerusalem (1964): Die 12 Stämme Israels.
Kathedrale Saint Etienne von **METZ** (1958–1968), hier zitiert in der Reihenfolge, wie sie in der von Sylvie Forestier vorgelegten Werkausgabe erscheint:
Nordapsis, innerer Chorumgang, östliches Fenster: Mose empfängt die Tafeln, David und Bathseba, Jeremia und der Weg ins Exil. Obere Fensterrose: der Gekreuzigte mit Gebetskapsel.
Nordapsis, innerer Chorumgang, westliches Fenster:
Die Fesselung Isaaks, Jakobs Kampf mit dem Engel, Jakobs Traum, Mose vor dem brennenden Dornbusch. Oberes Maßwerk: Joseph als Hirte, Jakob weint über Josefs Rock, die Arche Noah, Regenbogen.
Nördliches Querschiff, Westseite: Die Erschaffung des Menschen, die Erschaffung von Mann und Frau, Eva und die Schlange, die Vertreibung aus dem Paradies. Im oberen Maßwerk: Mose empfängt die Tafeln.
UNO-Gebäude New York (1963–1964):
Friedensvision Jesajas (Kap. 11).
Kapelle der Familie John D. Rockefeller in **TARRYTOWN**, Pocantico Hills (1963–1966):
Westwand: der Barmherzige Samariter; Südwand: Kreuzigung, Joel, Elias, Daniel; Nordwand: Cherubim, Ezechiel, Jeremias, Jesaja.
Für die **Knesseth** in Jerusalem entstehen zwischen 1963–1968 die drei überreich mit Bildzeichen zu biblischen Themen entworfenen Gobelins »Davids Einzug in Jerusalem«, »Exodus« und »Die Vision Jesajas (Kap. 11)«.
Fraumünster, **ZÜRICH** (1969–1970):
Nordwand: Eliafenster.
Ostwand: Jakobfenster;
Fenster mit der Wurzel Jesse und dem Gekreuzigten, dessen Ort durch den doppelten Rahmen von Propheten und Mose sowie Vätern und David-Jerusalem gedeutet wird;
Fenster mit David und Jerusalem.

Südwand: Fenster mit der Friedensvision Jesajas (Jes 11) und Mose mit den Tafeln.
Kathedrale Notre Dame von **REIMS** (1973–1974):
Chor, Mittelkapelle,
Seitenfenster links: Wurzel Jesse und Könige Judas.
Mittelfenster: Jakobs Traum, dessen Leiter sich, bei Jakob beginnend, über das Fenster in das linke hinausschwingt, zurückkommt und im einzig bildlosen Vierpaß mit Zeichen der Herrlichkeit Gottes endet. An dieser Leiter sind der Reihe nach Abrahamszenen und der Gekreuzigte notiert.
Seitenfenster rechts: die Könige Frankreichs.
Museum **BIBLISCHE BOTSCHAFT MARC CHAGALL** (1974): Die sieben Schöpfungstage.
Kathedrale in **CHICHESTER** (1974), Psalm 150.
Chapel in **TUDELEY**/Kent, Memorial to Sarah D'Avigdor-Goldsmid (1976): Der Gekreuzigte über einer See-Unglücksszene.
Chapelle des Cordeliers, **SARREBOURG** (1976–1978)
Fenster »La Paix«:
Linke Seite: Einzug in Jerusalem, David, Abrahams Fürbitte für Sodom, der Gekreuzigte.
Oben: siebenarmiger Leuchter, Tafeln vom Sinai.
Rechte Seite: die Friedensvision Jesajas.
St. Stephan in **MAINZ** (1977–1985): Chorraum, Ostwand:
Mittelfenster: Abraham, Jakob, Mose.
Rechtes Fenster: die Väter: Noah, Jeremias, David, der Gekreuzigte.
Linkes Fenster: die Mütter: Eva, Debora, Rebekka, Bathseba, Sara.
(In den restlichen sechs Fenstern: offenere Symbole).

ZU DEN NUMERIERUNGS-SYSTEMEN

der zum Bestand des Museums Message Biblique Marc Chagall (MBMC) in Nizza gehörenden Bilder

Vor den numerierten Vorstudien im Museum gibt es eine Schwierigkeit bei der Arbeit mit den Museumskatalogen, seit der Katalog von 1973, der eine »MBMC-Numerierung« durchgeführt hatte, durch den neuen Katalog von 1990 abgelöst worden ist, der die alte Numerierung *partiell* (!) verändert hat. Außerdem führt der neue Katalog neben der MBMC-Numerierung eine eigene Bildnumerierung (!), ohne daß der Besucher deutlich ersehen kann, wo er das Bild im Katalog aufspüren kann. Um den damit sich ergebenden Schwierigkeiten bei der Bildidentifizierung zu entgehen, habe ich eine Numerierung (DN) vorgeschlagen, die in erster Linie daran interessiert ist, die Vorarbeiten und Vorstudien zu den 17 großen Ölbildern in einer Reihenfolge aufzuführen, die es möglich macht, den Prozeß der Entstehung dieser Arbeiten annähernd zu verfolgen.

Darüber hinaus vereinfacht die innerhalb jedes Bildes fortlaufende DN-Zählung das Auffinden von Bildern in den Katalogen, wozu die folgende Synopse als Hilfsmittel dient.

Die folgende tabellarische Übersicht gibt beispielsweise an:

DN	MBMC 1973	MBMC 1990	**Katalog** 1990, **Nr.**
100	< 1	[1	**1**
101	< 18	[18	**230**

Nummer 100 in der DN-Zählung entpricht (<) Bild 1 der MBMC-Zählung im Katalog von 1973. Bild Nr. **100** in der DN-Zählung entspricht im Katalog von 1990 dem Bild mit der Nummer 1 in der MBMC-Zählung und dem Bild 1 in der Katalog-Numerierung. Nummer 101 in der DN-Zählung entspricht (<) Bild 18 der MBMC-Zählung im Katalog von 1973. Bild Nr. 101 in der DN-Zählung entspricht im Katalog von 1990 dem Bild mit der Nr. 18 in der MBMC-Zählung und dem Bild Nr. 230 in der Katalog-Numerierung. Da die DN-Zählung alle vorhandenen Bilder in der numerischen Reihenfolge aufzählt, läßt die folgende synoptische Übersicht bei einer DN-Nennung im Text der Enzyklopädie leicht herausfinden, welche Nummer das betreffende Bild in einem der beiden Kataloge hat.

Beziehung zwischen der Dissertations-Numerierung (DN) und der MBMC-Numerierung im Katalog von 1973. **Neue Inventarisierung 1990.** Neue MBMC- und eigene **Bild-Numerierung** im Katalog.

DN	MBMC 1973	MBMC 1990	**Katalog** 1990, **Nr.**
100	< 1	[1	**1**
101	< 18	[18	**230**
102	<257	[273	**269**
103	< 62	[62	**3**
104	< 76	[76	**78**
105	< 77	[77	**79**
106	< 74	[74	**76**
107	< 73	[73	**75**
108	< 75	[75	**77**
109	< 67	[67	**69**
110	< 70	[70	**72**
111	< 63	[63	**65**
112	< 64	[64	**66**
113	< 69	[69	**71**
114	< 65	[65	**67**
115	< 66	[66	**68**
116	< 71	[71	**73**
117	< 61	[62	**2**
118	< 72	[72	**74**
119	< 78	[78	**80**
120	< 68	[68	**70**
200	< 2	[2	**4**
201	< 19	[19	**231**
202	< 83	[84	**88**
203	< 83 bis	[83	**87**
204	< 85	[86	**82**
205	< 84	[85	**81**
206	< 89	[90	**86**
207	< 87	[88	**84**
208	< 88	[89	**85**
209	< 86	[87	**83**
210	< 80	[80	**6**
211	< 79	[79	**5**
212	< 81	[81	**7**
213	< 82	[82	**8**
noch nicht 1973		[91	**89**
noch nicht 1973		[92	**90**
noch nicht 1973		[93	**91**
300	< 3	[3	**9**
301	< 91	[95	**97**
302	< 91bis	[96	**98**
303	< 92	[97	**92**
304	< 93	[98	**93**
305	< 94	[99	**94**
306	< 95	[100	**95**
307	< 96	[101	**96**
308	< 90	[94	**10**
400	< 4	[4	**11**
401	< 21	[21	**233**
402	<258	[274	**270**
403	< 99	[105	**100**
404	<101	[107	**102**
405	<103	[109	**104**
406	< 98	[104	**99**
407	<102	[108	**103**
408	<100	[106	**101**
409	< 97	[102	**105**
noch nicht 1973		[103	**106**
500	< 5	[5	**12**
501	< 22	[22	**234**
502	< 23	[23	**235**
503	< 24	[24	**236**
504	< 25	[25	**237**
505	<259	[275	**271**
506	<260	[276	**272**
507	<261	[277	**273**
508	<121	[127	**114**
509	<122	[128	**115**

DN	MBMC 1973	MBMC 1990	**Katalog 1990, Nr.**
510	<123	[129	**116**
511	<120	[126	**113**
512	<109	[115	**107**
513	<116	[122	**118**
514	<110	[116	**117**
515	<114	[120	**111**
516	<112	[118	**109**
517	<113	[119	**110**
518	<115	[121	**112**
519	<106	[112	**15**
520	<111	[117	**108**
521	<107	[113	**16**
522	<119	[125	**121**
523	<118	[124	**120**
524	<104	[110	**13**
525	<117	[123	**119**
526	<108	[114	**17**
527	<105	[111	**14**
600	< 6	[6	**18**
601	< 27	[27	**238**
602	< 26	[26	**239**
603	<173P	[fehlt 1990	
604	<263	[279	**275**
605	<264	[280	**276**
606	<124P	[fehlt 1990	
607	<124	[130	**19**
608	<132	[139	**127**
609	<131	[138	**130**
610	<128	[134	**125**
611	<127	[133	**124**
612	<129	[135	**126**
613	<126	[132	**123**
614	<125	[131	**122**
615	<130bis	[136	**128**
616	<130	[137	**129**
700	< 7	[7	**20**
701	< 30	[30	**242**
702	< 31	[31	**243**
703	<266	[282	**278**

DN	MBMC 1973	MBMC 1990	**Katalog 1990, Nr.**
704	<138	[145	**135**
705	<135	[142	**132**
706	<137	[144	**134**
707	<136	[143	**133**
708	<133	[140	**136**
709	<134	[141	**131**
noch nicht 1973		[146	**137**
800	< 8	[8	**21**
801	< 270	[286	**282**
802	< 150	[158	**145**
803	< 149	[157	**144**
804	< 152	[160	**147**
805	< 151	[159	**146**
806	< 153	[161	**148**
807	< 146	[154	**141**
808	< 145	[153	**140**
809	< 148	[156	**143**
810	< 147	[157	**142**
811	< 143	[151	**138**
812	< 141	[149	**24**
813	< 15	[164	**152**
814	< 15	[163	**151**
815	< 40	[148	**23**
816	<154	[162	**149**
817	< 142	[fehlt 1990	
818	< 144	[152	**139**
819	< 139	[147	**22**
900	< 9	[9	**25**
901	<271	[287	**283**
902	<272	[288	**284**
903	<275	[291	**287**
904	<276	[292	**288**
905	<157	[165	**26**
906	<162	[170	**158**
907	<167	[175	**156**
908	<168	[176	**157**
909	<166	[174	**155**
910	<165	[173	**154**
911	<163	[171	**159**

DN	MBMC 1973	MBMC 1990	**Katalog 1990, Nr.**
912	<159	[167	**28**
913	<158	[166	**27**
914	<161	[169	**153**
915	<160	[168	**29**
916	<164	[172	**160**
1000	< 10	[10	**30**
1001	<283	[299	**295**
1002	<049	[49	**261**
1003	<290	[306	**302**
1004	<043	[43	**255**
1005	<284	[300	**296**
1006	<285	[301	**297**
1007	<169	[177	**31**
1008	<171	[179	**161**
1009	<172	[180	**162**
1010	<173	[181	**163**
1011	<174	[182	**164**
1012	<175	[183	**165**
1013	<176	[184	**166**
1014	<177	[185	**167**
1015	<178	[186	**168**
1016	<178bis	[187	**169**
1017	<170	[178	**32**
noch nicht 1973		[188	**170**
1100	< 11	[11	**33**
1101	< 51	[51	**263**
1102	<292	[308	**304**
1103	<181	[191	**176**
1104	<179	[189	**34**
1105	<180	[190	**35**
1106	<183	[193	**172**
1107	<182	[192	**171**
1108	<184	[194	**173**
1109	<185	[195	**174**
1110	<186	[196	**175**
1200	< 12	[12	**36**
1201	< 52	[52	**264**
1202	< 53	[53	**265**

DN	MBMC 1973	MBMC 1990	**Katalog 1990, Nr.**
1203	< 55	[55	**267**
1204	<293	[309	**305**
1205	<294	[310	**306**
1206	<296	[312	**308**
1207	<361	[377	**373**
1208	< 22Jer	[399	**395**
1209	<191	[201	**178**
1210	<193	[203	**181**
1211	<198	[208	**185**
1212	<197	[203	**184**
1213	<192	[202	**179**
1214	<190	[200	**177**
1215	<196	[206	**180**
1216	<187	[197	**37**
1217	<188	[198	**38**
1218	<189	[199	**39**
1219	<194	[204	**182**
1220	<195	[205	**183**
1300	< 13	[13	**40**
1301	<207	[217	**189**
1302	<201	[211	**191**
1303	<202	[212	**192**
1304	<205	[215	**187**
1305	<204	[214	**186**
1306	<206	[216	**188**
1307	<203	[213	**42**
1308	<208	[218	**43**
1309	<209	[219	**44**
1310	<200	[210	**190**
1311	<199	[209	**41**
noch nicht 1973		[236bis	**207bis**
noch nicht 1973		[243	**209**
1400	< 14	[14	**45**
1401	<220	[231	**198**
1402	<219	[230	**197**
1403	<215	[225	**194**
1404	<214	[224	**193**
1405	<217	[227	**196**
1406	<213	[223	**199**

DN	MBMC 1973	MBMC 1990	**Katalog** 1990, **Nr.**
1407	<212	[222	**48**
1408	<216	[226	**195**
1409	<211	[221	**47**
1410	<210	[220	**46**
1411	<218bis	[229	**201**
1412	<218	[228	**200**
1500	< 15	[15	**49**
1501	<224	[235	**206**
1502	<227	[239	**203**
1503	<226	[238	**202**
1504	<229	[241	**205**
1505	<225	[236	**207**
1506	<225bis	[237	**208**
1507	<228	[240	**204**
1508	<230	[242	**53**
1509	<223	[234	**52**
1510	<221	[232	**50**
1511	<222	[233	**51**
1600	<016	[16	**54**
1601	<233	[246	**221**
1602	<238	[251	**214**
1603	<236	[249	**212**
1604	<241	[254	**217**
1605	<234	[247	**210**

DN	MBMC 1973	MBMC 1990	**Katalog** 1990, **Nr.**
1606	<235	[248	**211**
1607	<239	[252	**215**
1608	<237	[250	**213**
1609	<231	[244	**55**
1610	<242	[255	**218**
1611	<243	[256	**219**
1612	<240	[253	**216**
1613	<232	[245	**56**
1614	<244	[257	**220**
1615	<244bis	[258	**222**
1700	< 17	[17	**57**
1701	<253	[268	**227**
1702	<251	[266	**224**
1703	<254	[269	**226**
1704	<252	[267	**225**
1705	<246	[261	**59**
1706	<250	[265	**63**
1707	<249	[264	**62**
1708	<255	[270	**64**
1709	<245	[260	**58**
1710	<247	[262	**60**
1711	<256	[271	**228**
1712	<248	[263	**61**
noch nicht 1973		[272	**229**

VERZEICHNIS DER STICHWÖRTER

ZEICHEN, DIE IN DEN ABBILDUNGEN INSGESAMT ENTHALTEN SIND

VANDENHOECK TRANSPARENT

Die Taschenbuchreihe
aus Psychologie und Theologie

Gedanken, Themen, Einsichten – fundiert und anschaulich

Alle Bände ca. 128 Seiten, kartoniert

Bd. 6: Michael Nüchtern

Was heilen kann

Therapeutische Einsichten aus biblischen Geschichten. 1994.
ISBN 3-525-01802-9

Biblische Geschichten machen sensibel dafür, die eigene Lebensgeschichte zu entziffern. Der Autor interpretiert und meditiert neutestamentliche Heilungsgeschichten und gewinnt aus ihnen therapeutische Einsichten.

Bd. 10: Konrad Jutzler

Aussicht auf Leben

Christliche Psalmen. 1994.
ISBN 3-525-01803-7

Psalmen können sehr unterschiedliche Situationen beschrieben: Staunen, Freude, Sorge, Bedrängnis, Dank ...

Der Autor richtet den Blick auf Personen, Ereignisse, Gedanken und Erlebnisse. Seine Psalmen sind geeignet für persönliche Besinnung, aber auch als Anstoß für gottesdienstliche Gebete.

Bd. 11: Harry Stroeken / Joop Smit

Biblische Schicksale in psychoanalytischem Blick

Aus dem Niederländischen von Dieter Maenner. 1994.
ISBN 3-525-01711-1

Deutsche Erstausgabe

Wir kennen keine Hoffnung, keine Angst, keine Schuld, keine Sehnsucht oder Verstrickung, auf die in der Bibel nicht exemplarisch eingegeangen worden wäre.

Die Autoren deuten den Gehalt der biblischen Geschichten und ihrer Gestalten im Licht der modernen Tiefenpsychologie. Es erschließt sich eine weitere Dimension, die Bibel zu verstehen.

Bd. 19: Christel Gottwals

Wie das Licht eines neuen Tages

Gedanken und Geschichten zum Besinnen. 1995.
ISBN 3-525-01808-8

Die Leser werden eingeladen, zu entdecken, was Gott mit dem Leben heutiger Menschen zu tun hat. Seine Nähe soll beispielhaft erfahrbar werden: Durch Geschichten, Szenen und Bilder, aber auch durch eigene Erlebnisse der Autorin.

Schmerzliche Erfahrungen sind ebenso Thema wie Momente des Glücks.